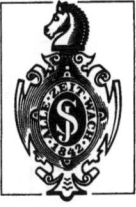

Fachschwester Fachpfleger

Anaesthesie – Intensivmedizin

Herausgegeben von
F. W. Ahnefeld, Ulm · W. Dick, Ulm
M. Halmágyi, Mainz · H. Nolte, Minden
Th. Valerius, Mainz

F. W. Ahnefeld W. Dick
M. Halmágyi Th. Valerius

Weiterbildung 1

Richtlinien
Lehrplan
Organisation

Springer-Verlag
Berlin Heidelberg New York 1975

Professor Dr. Friedrich Wilhelm Ahnefeld
Department für Anästhesiologie der Universität,
7900 Ulm, Steinhövelstraße 9

Professor Dr. Wolfgang Dick
Department für Anästhesiologie der Universität,
7900 Ulm, Prittwitzstraße

Professor Dr. Miklos Halmágyi
Insitut für Anästhesiologie der Universität,
6500 Mainz, Langenbeckstraße 1

Oberschwester Therese Valerius
Institut für Anästhesiologie der Universität,
6500 Mainz, Langenbeckstraße 1

ISBN-13: 978-3-540-07115-0   e-ISBN-13: 978-3-642-93038-6
DOI: 10.1007/978-3-642-93038-6

Das Werk ist urheberrechtlich geschützt. Die dadurch begründeten Rechte, insbesondere die der Übersetzung, des Nachdruckes, der Entnahme von Abbildungen, der Funksendung, der Wiedergabe auf photomechanischem oder ähnlichem Wege und der Speicherung der Datenverarbeitungsanlagen bleiben, auch bei nur auszugsweiser Verwertung, vorbehalten.
Bei Vervielfältigung für gewerbliche Zwecke ist gemäß § 54 UrhG eine Vergütung an den Verlag zu zahlen, deren Höhe mit dem Verlag zu vereinbaren ist.
© by Springer-Verlag Berlin · Heidelberg 1975.

Library of Congress Cataloging in Publication Data. Main entry under title: Weiterbildung 1 (Anaesthesie, Intensivmedizin). (Fachschwester, Fachpfleger). Includes bibliographies and index. Contents: 1. Ahnefeld, F. W. et al. Richtlinien, Lehrplan. Organisation. – 2. Halmágyi, M., Valerius, Th. Praktische Unterweisung, Intensivbehandlungsstation, Intensivpflege. 1. Nurses and nursing – Study and teaching. 2. Anaesthesiology. 3. Intensive care units. I. Ahnefeld, Friedrich Wilhelm. II. Halmágyi, Miklos. III. Valerius, Therese, 1920 – IV. Series. RT73.W32   610.73'07   75-4797

Die Wiedergabe von Gebrauchsnamen, Handelsnamen, Warenbezeichnungen usw. in diesem Werk berechtigt auch ohne besondere Kennzeichnung nicht zu der Annahme, daß solche Namen im Sinne der Warenzeichen- und Markenschutz-Gesetzgebung als frei zu betrachten wären und daher von jedermann benutzt werden dürften.

Geleitwort

Nicht zufällig beginnt die neue Schriftenreihe über Fachkrankenpflege mit einem Band zur Anaesthesie und Intensivmedizin. Jahrelang hat sich die Deutsche Gesellschaft für Anaesthesie und Wiederbelebung (DGAW) um ein brauchbares Konzept für die Weiterbildung des Krankenpflegepersonals bemüht und zunächst auch nach einer Empfehlung von Professor KURT WIEMERS einjährige Kurse durchgeführt.
Umfang des Lehrstoffs, Zeit für ausreichende praktische Einübung und neue Gesetze bewogen das Präsidium der DGAW, vom 1. 1. 1974 an eine zweijährige Weiterbildungszeit zu empfehlen. Dem sind die meisten Anaesthesieabteilungen in der Bundesrepublik Deutschland inzwischen gefolgt.
Diese Weiterbildung, als Privatinitiative begonnen und jetzt mit Unterstützung des Arbeitsförderungsgesetzes fortgeführt, muß bis heute leider auf staatliche Festschreibung verzichten; wenn sich nunmehr auch abzeichnet, daß die DGAW gemeinsam mit der Deutschen Krankenhausgesellschaft und der Gewerkschaft Öffentliche Dienste, Transport und Verkehr eine Übereinkunft mit den Gesetzgebern der Bundesländer erzielen kann.
Eine solche gesetzliche Regelung eilt, denn die Pionierzeit der Anaesthesiologie hierzulande geht zu Ende. Die Vielfalt der Narkosemethoden und -apparate sowie der Geräte zur Beatmung und Überwachung unserer Patienten, die zunehmende Einsicht in die Pathophysiologie und die Entwicklung neuer Therapien fordern von Ärzten und Pflegepersonal ständig mehr Wissen, mehr praktische Erfahrung und Einarbeitung in neue Stellen mit höherer Verantwortung.
Für die Weiterbildung heißt das, es muß mehr grundlegendes theoretisches Wissen vermittelt werden und es müssen ausreichende praktische Erfahrungen gemacht werden können. Als erste Fachgesellschaft hat die DGAW ein klares Weiterbildungsprogramm für genau umschriebene Funktionen innerhalb der Krankenpflege entwickelt.
Bestimmt nicht, um Halbärzte oder Gesundheitsingenieure heranzuziehen. Krankenschwestern und Krankenpfleger sollen die Chance erhalten, auf der Grundlage ihrer praktischen Arbeit für die Patienten, durch zusätzliche Weiterbildung verantwortlich in ein neu entstandenes Aufgabenfeld der modernen klinischen Medizin hineinzuwachsen. Dieses Ziel werden wir nur durch ständige Korrektur an der Praxis erreichen. Zur Mitarbeit sind alle aufgerufen, denen eine bessere Medizin mehr wert ist als eine neue Dogmatik.
Die Herausgeber dieses Bandes, Professor Dr. F. W. AHNEFELD, Professor Dr. W. DICK, Professor Dr. M. HALMAGYI und Schwester THERESE VALERIUS haben jetzt einen Lehrstoffplan und einen Lernzielkatalog vorgelegt, der als Basis für eine einheitliche Weiterbildungsordnung für

Geleitwort

das ganze Bundesgebiet gelten soll. Dafür gebührt ihnen unser Dank und unsere Anerkennung.

Dank gebührt auch dem Springer Verlag, der bereit war, das verlegerische Risiko einer neuen Fachbuchreihe zu tragen und der diesem Band trotz heftig gestiegener Produktionskosten ein so ansprechendes Äußeres gegeben hat.

Erlangen, August 1974 Professor Dr. med. E. Rügheimer
  Präsident der DGAW

Vorwort

Die Vielzahl der heute zur Verfügung stehenden Narkose-, Überwachungs- und Therapieverfahren und die Differenzierung auch in der Behandlungspflege ließen bereits vor Jahren die Forderung entstehen, ein definiertes Fort- und Weiterbildungsprogramm für das im Anaesthesiebereich arbeitende Pflegepersonal zu entwickeln. Die Anaesthesie erkannte als erstes der in der Klinik tätigen Fachgebiete die Bedeutung eines qualifizierten Mitarbeiters mit Spezialkenntnissen. Es war daher auch unsere Fachgesellschaft, die unter Federführung von Herrn Wiemers erste Empfehlungen für eine einjährige Weiterbildung im Aufgabenbereich der Anaesthesie und Intensivpflege erstellte. In der Folgezeit entstand daraus ein gemeinsames Anliegen der Ärzte, der Krankenschwestern und Krankenpfleger, um im Interesse der Patientenversorgung eine den heutigen Bedürfnissen entsprechende spezielle Weiterbildung zu ermöglichen.

Eine vom Vorstand der DGAW für Fragen der Weiterbildung eingesetzte Kommission hat, basierend auf den bis dahin vorliegenden Erfahrungen, mit der ersten „Empfehlung zur Ausbildung von Schwestern und Pflegern für den Anaesthesiedienst und Intensivpflege" und ausgerichtet auf die Weiterbildungsziele „Richtlinien über die Weiterbildung zur Fachschwester/zum Fachpfleger in der Anaesthesie und Intensivpflege" erarbeitet.

Es mußten dabei bereits vorhandene Regelungen und Vorschriften berücksichtigt werden, so die tarifrechtlichen Vorschriften, die in der Veröffentlichung der ÖTV zum Angestellten-Tarifvertrag vom 11. 8. 1970 mit den dazugehörigen Protokollerklärungen niedergelegt waren. Diese fordern als Voraussetzung für eine entsprechende Eingruppierung der auf dem Gebiet der Intensivtherapie arbeitenden Schwestern einen einjährigen Lehrgang als Vollzeitweiterbildung oder eine zweijährige berufsbegleitende Weiterbildung.

Ebenfalls mußten im Interesse der finanztechnischen Absicherung der Weiterbildung zur Fachschwester/zum Fachpfleger diejenigen Vorschriften berücksichtigt werden, die im Arbeitsförderungsgesetz und in der Anordnung des Verwaltungsrates der Bundesanstalt für Arbeit über die individuelle Förderung der beruflichen Fortbildung und Umschulung vom 9.9.1971 festgelegt worden sind. Nur hierdurch ist es möglich geworden, die Weiterbildungsmaßnahmen als förderungsfähig zu gestalten.

Weiterhin war davon auszugehen, daß der theoretische Unterricht praxisbezogen und daher parallel zur praktischen Ausbildung verlaufen muß. So erschien es nicht tunlich, mehr als 20% der Gesamtstundenzahl als Blockunterricht vorzusehen.

Die unter diesen Gesichtspunkten ausgearbeiteten „Richtlinien über die

Vorwort

Weiterbildung zur Fachschwester/zum Fachpfleger" wurden als Empfehlungen von dem Vorstand der DGAW am 23. 11. 1972 verabschiedet. Gleichzeitig wurden die Mitglieder der Gesellschaft gebeten, nach diesen Richtlinien zu verfahren, um die Einheitlichkeit der Weiterbildung zu sichern.

Damit kann die gemeinsame Arbeit von Fachanaesthesisten, sowie Fachschwestern/Fachpflegern für Anaesthesie und Intensivmedizin im Hinblick auf die jeweilige therapeutische Notwendigkeit effektvoller gestaltet werden. Es ist zu erwarten und zu wünschen, daß die Zusammenarbeit – basierend auf allgemein gültigen Grundsätzen des ärztlichen und pflegerischen Berufes – allmählich hierdurch eine Neugestaltung erfährt, die einerseits durch mehr Verständnis bei Schwestern und Pflegern für die Aufgaben der Ärzte und andererseits durch mehr Vertrauen bei Ärzten gegenüber dem Pflegesektor geprägt wird.

Gleichzeitig wurden mit allen dafür zuständigen staatlichen Institutionen, den Vertretern anderer Fachgesellschaften, der Deutschen Krankenhausgesellschaft etc. Verhandlungen geführt, um die staatliche Anerkennung in Form einer Weiterbildungsverordnung zu sichern. Eine solche staatliche Anerkennung war aus der Sicht unseres Fachgebietes unumgängliche Voraussetzung, um die als notwendig erkannte Weiter- und Fortbildung zu legalisieren.

Die staatliche Anerkennung in Rheinland-Pfalz wurde inzwischen von der zuständigen Behörde ausgesprochen. Wir haben dem Ministerium für Soziales, Gesundheit und Sport des Landes Rheinland-Pfalz, insbesondere dem Leiter der Gesundheitsabteilung, Herrn Ministerialdirektor Prof. Dr. H. R. VOGEL, für diese Initiative unseren besonderen Dank abzustatten. Das Ministerium hat damit erstmals in der Bundesrepublik die Grundlage für die angestrebte wesentliche Verbesserung der Patientenversorgung geschaffen und die Notwendigkeit konkreter Weiterbildungsvorhaben für die Angehörigen des Pflegesektors anerkannt.

Nach jahrelangen Bemühungen ist jetzt in Zusammenarbeit der verschiedenen Fachgesellschaften mit der Deutschen Krankenhausgesellschaft ein Gesamtkonzept erstellt worden, das allen aufzustellenden Forderungen gerecht wird und das, da es sich in die bestehenden Gesamtbildungspläne einpaßt, endlich realisierbar erscheint.

Für unser Fachgebiet, insbesondere aber für die in diesem Bereich tätigen Schwestern und Pfleger, die sich bisher freiwillig an den Weiterbildungsvorhaben beteiligten, ist es wichtig, zu wissen, daß die von der DGAW erstellten Richtlinien ohne Änderungen in das jetzt erarbeitete Gesamtkonzept eingepaßt werden können. Wir können also davon ausgehen, daß die bisher durchgeführten, den Empfehlungen der DGAW entsprechenden Weiterbildungsvorhaben im Rahmen der Übergangsregelungen die staatliche Anerkennung finden.

Besonders fruchtbar bei der Erstellung und Abstimmung der Empfehlungen war die Zusammenarbeit mit der Arbeitsgemeinschaft für Internistische Intensivmedizin. Damit wurden wichtige Grundlagen für die gemeinsame Verwirklichung der Weiterbildungsvorhaben – Fachkrankenpflege – geschaffen. Dieses Zusammenwirken sollte, wo immer die Voraussetzungen zu schaffen sind, auch bei der Durchführung der Weiterbildungsmaßnahmen erhalten bleiben.

Vorwort

Bei dem jetzigen Stand der Entwicklung haben wir es besonders begrüßt, daß der Springer-Verlag der Gründung einer Schriftenreihe Fachschwester/Fachpfleger zustimmte, und innerhalb dieser Schriftenreihe eine Section Anaesthesie und Intensivmedizin vorsah. Die Notwendigkeit eines Publikationsorganes für diesen Bereich ergibt sich aus der Aufgabenstellung. Die vorhandenen, auf die Ausbildung der Studenten oder die Weiterbildung des Arztes ausgerichteten Lehrbücher beinhalten eine andere Zielsetzung, sie sind – von Ausnahmen abgesehen – für die Weiter- und Fortbildung der Schwestern und Pfleger nur bedingt geeignet. Die Schriftenreihe kann und soll mit entsprechenden Beiträgen die Weiter- und Fortbildung umfassen. Sie soll aber nicht nur den Lernenden, sondern auch den Lehrenden Anregungen für die Gestaltung des theoretischen und praktischen Unterrichts vermitteln.

Im ersten Band dieser Schriftenreihe sind, basierend auf den Richtlinien über die Weiterbildung zur Fachschwester/zum Fachpfleger für Anaesthesie und Intensivmedizin, Lehr- und Stoffpläne erarbeitet worden, die wiederum Lernenden und Lehrenden als „Leitfaden" für die Gestaltung der Weiterbildung dienen sollen. Die Einheitlichkeit der Weiterbildung ist eine Grundvoraussetzung, um in den verschiedenen Weiterbildungsstätten das gleiche Ziel zu erreichen, und damit die von den Bundesländern erwartete Ordnung der Weiterbildung zu sichern.

Wie bei jeder Aus-, Weiter- und Fortbildung können Lehrpläne und Stoffkatalog nur den Aufgabenbereich skizzieren, es bleibt in jedem Falle genügend Spielraum für die notwendigen oder gewünschten Variationen. Der Ablauf der Weiterbildung kann aber nicht dem Zufall überlassen bleiben, auch für die praktischen Bereiche in der Anaesthesie und Intensivpflege sind daher Stoffkataloge vorbereitet worden.

Daneben haben wir durch Anmerkungen Vorschläge für den organisatorischen Ablauf angeführt und entsprechende Formblätter, wie sie sich uns bewährten, ebenfalls zum Abdruck gebracht. Dies geschah vor allem in der Absicht, Hinweise zu geben, welche Dokumentationen im Ablauf der Weiterbildung notwendig erscheinen und welche organisatorischen Maßnahmen getroffen werden müssen.

Die zu erwartenden staatlichen Weiterbildungsordnungen werden in hoffentlich nicht zu ferner Zeit diese vorläufigen Empfehlungen ablösen. Es darf jedoch davon ausgegangen werden, daß sich Lehrpläne und Stoffkataloge kaum ändern werden. Wir alle müssen, Lehrende und Lernende, Erfahrungen sammeln, und sicher werden in der Zukunft diese oder jene inhaltlichen oder organisatorischen Korrekturen anzubringen sein. Für jeden Hinweis, den wir aus der Praxis erhalten, sind wir daher dankbar.

Wir möchten abschließend der Hoffnung Ausdruck geben, daß die Richtlinien der DGAW in der Weiterbildung zur Fachschwester/zum Fachpfleger den Erfolg bringen, den Ärzte und Schwestern gemeinsam anstreben. Wir benötigen die qualifizierten Mitarbeiter gerade in der Anaesthesie und Intensivmedizin. Wir hoffen, daß die jetzt vorgelegten detaillierten Lehrpläne und Stoffkataloge die Arbeit erleichtern und uns einen lückenlosen Übergang in die staatlichen Weiterbildungsordnungen ermöglichen. Wir wollen uns durch die Mitarbeit von Fachkollegen, aber auch von Schwestern und Pflegern bemühen, daß die eingangs gesteckten Ziele erreicht werden.

Wir danken abschließend dem Springer-Verlag für die Bereitschaft, durch die Schriftenreihe eine wichtige Grundlage für den Bereich der Fachkrankenpflege geschaffen zu haben.

Die Herausgeber

Inhaltsverzeichnis

Richtlinien 1

1. **Richtlinien über die Weiterbildung zur Fachschwester/zum Fachpfleger der Deutschen Gesellschaft für Anaesthesie und Wiederbelebung** 2
   - 1.1. Präambel 2
   - 1.2. Definition Fachschwester/Fachpfleger 2
   - 1.3. Zulassungsvoraussetzungen 2
   - 1.4. Weiterbildungszeit 3
   - 1.5. Form der Weiterbildung 3
   - 1.6. Ziel der Weiterbildung 3
   - 1.7. Richtlinien über den Inhalt der Weiterbildung 4
     - 1.7.1. Allgemeines 4
     - 1.7.2. Theoretischer Unterricht 4
     - 1.7.3. Praktische Unterweisung 5
     - 1.7.4. Praktikum 6
   - 1.8. Weiterbildungskommission 6
   - 1.9. Prüfungsbestimmungen 7
     - 1.9.1. Zulassung zur Prüfung 7
     - 1.9.2. Abschlußprüfung 7
     - 1.9.3. Durchführung der Prüfung 7
     - 1.9.4. Prüfungskommission 7
     - 1.9.5. Benotung und Bewertung 8
     - 1.9.6. Wiederholung der Prüfung 8
     - 1.9.7. Beurkundung des Prüfungsherganges 9
   - 1.10. Anerkennung der Weiterbildungsstätten 9
   - 1.11. Übergangsregelungen 9

2. **Richtlinien zur Anerkennung als Weiterbildungsstätte für die Weiterbildung – Fachkrankenpflege, Sektion: Anaesthesie und Intensivmedizin** 11
   - Anlage 1: Antrag auf Ermächtigung zur Weiterbildung – Fachkrankenpflege 12
   - Anlage 2: Erhebungsbogen für die Ermächtigung zur Weiterbildung – Fachkrankenpflege 13

3. **Richtlinien über die Förderungsfähigkeit der Weiterbildung – Fachkrankenpflege im Rahmen des Arbeitsförderungsgesetzes** 20
   - 3.1. Gesetzliche und tarifrechtliche Vorschriften 20
     - 3.1.1. Unterhaltsgeld 20
     - 3.1.2. Lehrgangsgebühren 21
     - 3.1.3. Lernmittel 21

3.2. Beantragung der Förderungsfähigkeit der Weiterbildungsmaßnahme 22
3.3. Antragstellung auf Gewährung von Leistungen für die Teilnahme an der Weiterbildungsmaßnahme im Rahmen der individuellen Förderung 22
    3.3.1. Vollzeitweiterbildung 22
    3.3.2. Berufsbegleitende Weiterbildung 23
    Anlage 3: Antrag auf Anerkennung der Förderungsfähigkeit 24
    Anlage 4: Erhebungsbogen für die Beantragung der Förderungsfähigkeit 25

Lehrplan 31

1. **Einteilung des Gesamtlehrplanes** 32
1.1. Lehrpläne und Stoffkataloge für den theoretischen Unterricht 32
1.2. Lehrpläne und Stoffkataloge für die praktische Unterweisung 33
    Anlage 5: Theoretischer Unterricht, Lehrplan-Stoffkatalog Anaesthesie 34
    Anlage 6: Theoretischer Unterricht, Lehrplan-Stoffkatalog Intensivmedizin und Wiederbelebung 50
    Anlage 7: Praktische Unterweisung, Lehrplan-Stoffkatalog Anaesthesie 63
    Anlage 8: Praktische Unterweisung, Lehrplan-Stoffkatalog Intensivpflege und Wiederbelebung 71

Organisation 81

1. **Anmeldung und Zulassung zur Weiterbildung** 82
1.1. Anmeldung zur Weiterbildung 82
1.2. Zulassung zur Weiterbildung 82
    Anlage 9: Begleitbrief zu den Informationen 84
    Anlage 10: Informationen Weiterbildung – Fachkrankenpflege 85
    Anlage 11: Antrag auf Zulassung zur Weiterbildung – Fachkrankenpflege 90
    Anlage 12: Bescheinigung zur Vorlage bei auswärtigen Weiterbildungsstätten 91
    Anlage 13: Bescheid über Anstellungs- und Förderungszusagen 92
    Anlage 14: Begleitbrief zur Vereinbarung über die Ableistung des Praktikums 93
    Anlage 15: Vereinbarung über die Ableistung des Praktikums 94
    Anlage 16: Bescheinigung zur Vorlage bei der Weiterbildungsstätte für Fachkrankenpflege 95
    Anlage 17: Zulassung zur Weiterbildung 96

Anlage 18: Bescheinigung zur Vorlage beim Arbeitsamt . . 97
Anlage 19: Bescheinigung zur Vorlage beim Arbeitsamt . . 98
Anlage 20: Erklärung über Einzahlung von Aufnahme-, Lehrgangs- und Prüfungsgebühren 99
Anlage 21: Bescheinigung zur Vorlage beim Arbeitsamt . . 100

2. **Durchführung der Weiterbildung** 101
2.1. Berufsbegleitende Weiterbildung 101
    2.1.1. Theoretischer Unterricht 101
    2.1.2. Praktische Unterweisung 101
    2.1.3. Praktikum 102
2.2. Vollzeitweiterbildung 103
    2.2.1. Theoretischer Unterricht 103
    2.2.2. Praktische Unterweisung 103
    2.2.3. Praktikum 103
2.3. Leistungsnachweise 104
Anlage 22: Theoretischer Unterricht, Stundenplan, Anaesthesie 105
Anlage 23: Theoretischer Unterricht, Stundenplan, Intensivmedizin und Wiederbelebung 109
Anlage 24: Praktische Unterweisung, Stundenplan Anaesthesie 113
Anlage 25: Praktische Unterweisung, Stundenplan Intensivpflege und Wiederbelebung 115
Anlage 26: Praktische Unterweisung, Terminplan-Testate Anaesthesie 117
Anlage 27: Praktische Unterweisung, Terminplan-Testate Intensivpflege und Wiederbelebung 119
Anlage 28: Praktikum, Einsatzplan 121
Anlage 29: Leistungsnachweise 123

3. **Durchführung von Prüfungen** 159
3.1. Prüfungsordnung 159
3.2. Zwischenprüfungen 159
    3.2.1. Testexamina 159
    3.2.2. Unterrichtsprotokolle 159
    3.2.3. Klausurarbeit 159
3.3. Abschlußprüfung 160
    3.3.1. Anmeldung und Zulassung zur Abschlußprüfung . . 160
    3.3.2. Schriftliche theoretische Prüfung 160
    3.3.3. Praktische Prüfung 161
    3.3.4. Mündliche theoretische Prüfung 161
    3.3.5. Benotung der mündlichen Teilprüfungen 161
    3.3.6. Bewertung der Abschlußprüfung 162
3.4. Zeugnis 162
3.5. Beurkundung 162
Anlage 30: Prüfungsordnung für die Weiterbildung – Fachkrankenpflege 164
Anlage 31: Bekanntmachung der Abschlußprüfung 170
Anlage 32: Anmeldung zur Abschlußprüfung 171

Anlage 33: Prüfungsergebnis der Leistungsnachweise für die Zulassung zur Abschlußprüfung 172
Anlage 34: Beanstandung der Leistungsnachweise 173
Anlage 35: Zulassung zur Abschlußprüfung 174
Anlage 36: Ablehnung der Zulassung zur Prüfung 175
Anlage 37: Prüfungsbescheid zur Wiederholung von Teilprüfungen 176
Anlage 38: Anmeldung zur Wiederholung von Teilprüfungen 177
Anlage 39: Zulassung zur Wiederholung von Teilprüfungen 178
Anlage 40: Prüfungsbescheid zur Wiederholung der Abschlußprüfung 179
Anlage 41: Anmeldung zur Wiederholung der Abschlußprüfung 180
Anlage 42: Zulassung zur Wiederholung der Abschlußprüfung 181
Anlage 43: Praktische Prüfung, Stoffkatalog Anaesthesie . 182
Anlage 44: Praktische Prüfung, Stoffkatalog Intensivpflege und Wiederbelebung 190
Anlage 45: Benotung von Teilprüfungen 197
Anlage 46: Niederschrift über den Prüfungshergang 198
Anlage 47: Zeugnis 199

Sachverzeichnis 203

Richtlinien

1. Richtlinien über die Weiterbildung zur Fachschwester/ zum Fachpfleger der Deutschen Gesellschaft für Anaesthesie und Wiederbelebung

1.1. Präambel

Auf allen Gebieten der Medizin fordert die Entwicklung in zunehmendem Umfang qualifizierte Mitarbeiter mit Spezialkenntnissen. Es ist ein gemeinsames Anliegen der Ärzte und der Krankenschwestern und -pfleger, im Interesse der Patientenversorgung dem Krankenpflegepersonal eine den heutigen Bedürfnissen entsprechende fachliche Weiterbildung zu ermöglichen.

Die Diskrepanz zwischen der an die Entwicklung adaptierten Weiter- und Fortbildung der Ärzte und der mit dem Staatsexamen abgeschlossenen Grundausbildung der Schwestern und Pfleger ist ständig größer geworden. Es ist davon auszugehen, daß in den medizinischen Fachgebieten, ganz besonders in der Intensivtherapie Schwestern und Pfleger in besonders hohem Ausmaß Patienten zu betreuen haben, die sich in einem Zustand der Bewußtlosigkeit, aber auch sonstiger schwerer und schwerster Störungen der vitalen Funktionen befinden.

Diese Patienten bedürfen einer speziellen Therapie, Überwachung und Pflege, die gründliche theoretische Kenntnisse und praktische Erfahrungen fordern.

Wegen des Umfanges des Stoffes können Schwestern und Pfleger diese Kenntnisse und Erfahrungen weder in der allgemeinen Grundausbildung noch in Kursen oder Kurzlehrgängen erlernen. Sie benötigen eine systematische Unterrichtung während eines längeren Zeitraumes in Weiterbildungsstätten, die sich dieser Aufgabe planmäßig unterziehen. Der Abschnitt Intensivmedizin nimmt hierbei eine Sonderstellung ein, da die Entwicklung der modernen Medizin in den zurückliegenden Jahren zur Einrichtung von Intensivbeobachtungs- und -behandlungseinheiten in verschiedenen medizinischen Fachgebieten führte.

Im Interesse des anzustrebenden hohen fachlichen Bildungsstandes im Bereich der Intensivmedizin muß ein Grundkonzept für die Weiterbildung vorgesehen werden, das nicht nur die Belange des Fachgebietes Anaesthesiologie, sondern in gleicher Weise die Verwirklichung der Weiterbildungsvorhaben aller an der Intensivmedizin beteiligten klinischen Fachdisziplinen, wie Anaesthesie, Innere Medizin und Kinderheilkunde ermöglicht.

Weiterbildungsordnung

Die Weiterbildungsordnung regelt die Zulassungsvoraussetzungen, die Weiterbildungsdauer, den Inhalt der Weiterbildung, die Durchführung der Weiterbildung und der Abschlußprüfung sowie die Zulassung der Weiterbildungsstätten zur Erlangung der Bezeichnung:

Fachschwester oder Fachpfleger.

1.2. Definition Fachschwester/Fachpfleger

Als Fachschwester oder als Fachpfleger wird das Krankenpflegepersonal bezeichnet, das die Zulassungsvoraussetzungen (Ziffer III) erfüllt, an einer zweijährigen Weiterbildung (Ziffer IV) teilgenommen und die Weiterbildung mit der vorgeschriebenen Abschlußprüfung (Ziffer IX) mit Erfolg abgeschlossen hat und hierüber eine staatliche Beurkundung besitzt.

1.3. Zulassungsvoraussetzungen

Voraussetzung für die Zulassung zur Weiterbildung zur Fachschwester/zum Fachpfleger ist die mit staatlichem Examen abgeschlossene Berufsausbildung in der Krankenpflege oder Kinderkrankenpflege oder eine als gleichwertig anerkannte Ausbildung in Krankenpflege.

1.4. Weiterbildungszeit

1. Die Weiterbildungszeit beträgt 2 Jahre.
2. Weiterbildungsabschnitte unter einem halben Jahr können nur dann auf die Weiterbildungszeit angerechnet werden, wenn dies in dieser Weiterbildungsordnung ausdrücklich vorgesehen ist (siehe Ziffer IV, 3). Abweichende Regelungen bedürfen der Zustimmung der zuständigen Aufsichtsbehörde.
3. Angerechnet werden auf die Gesamtweiterbildungszeit bis zu höchstens 6 Monaten auch Weiterbildungsabschnitte von weniger als 6 Monaten, die in den zur Weiterbildung zugelassenen Einrichtungen der Intensivmedizin (Intensivtherapiestationen und Aufwachraum) verschiedener Fächer derselben Weiterbildungsstätte nach den Weiterbildungsrichtlinien abgeleistet wurden (siehe Ziffer V., VI., VII.).
4. Innerhalb der Gesamtweiterbildungszeit muß mindestens 1 Jahr an einer Weiterbildungsstätte abgeleistet werden, die für die Weiterbildung voll zugelassen ist. Eine vergleichbare Weiterbildung, die im Ausland durchgeführt wurde, kann von der Aufsichtsbehörde auf Vorschlag der Weiterbildungskommission bis zur Hälfte der gesamten Weiterbildungszeit anerkannt werden.

1.5. Form der Weiterbildung

1. Die gesamte Weiterbildungszeit von 2 Jahren gliedert sich wie folgt:
    1. Theoretischer Unterricht 240 Std
    2. Praktische Unterweisung 640 Std
    3. Praktikum 74 Wochen
2. Der theoretische Unterricht wird durch Ärzte abgehalten. Die praktische Unterweisung erfolgt durch Ärzte und Fachschwestern bzw. Fachpfleger.
3. Der theoretische Unterricht kann grundsätzlich unter Mitwirkung der an der Weiterbildung in der Intensivmedizin beteiligten Fachgebiete als integrierter Unterricht durchgeführt werden.
4. Der theoretische Unterricht und die praktische Unterweisung müssen parallel verlaufen. Ein evtl. im Block durchgeführter theoretischer Unterricht wird maximal mit 20 Prozent der Gesamtstundenzahl, die für den theoretischen Unterricht vorgesehen sind, anerkannt.
5. Über den theoretischen Unterricht und die praktische Unterweisung ist grundsätzlich ein Teilnahmenachweis zu führen. In gleicher Weise ist ein Nachweis über das Praktikum in der in Ziffer VII, 4 vorgesehenen Form erforderlich.
6. a) Es sind 10 Testexamina im Rahmen des theoretischen Unterrichtes abzulegen.
b) Während der praktischen Unterweisung müssen 30 Testate erlangt werden.
c) Im Rahmen des theoretischen Unterrichtes sind mindestens 2 Unterrichtsprotokolle über jeweils eine Unterrichtsstunde anzufertigen.
d) Es muß eine zweistündige Klausurarbeit mit Erfolg durchgeführt werden (Ziffer IX, 1, g).
e) Nach Abschluß der Weiterbildung müssen die erworbenen Kenntnisse und Erfahrungen in einer Abschlußprüfung (Ziffer IX, 2) nachgewiesen werden.

1.6. Ziel der Weiterbildung

Die Fachschwester / der Fachpfleger für Anaesthesie und Intensivmedizin sind Mitarbeiter des Anaesthesisten. Ihnen obliegt die Bereitstellung von Geräten, Medikamenten und Infusionen, die die Anaesthesisten für die ärztliche Tätigkeit benötigen. Sie unterstützen den Anaesthesisten bei der praktischen Durchführung und Überwachung der Anaesthesie; bei Intensivbehandlungspatienten übernehmen sie die Grund- und Behandlungspflege, die zugleich die Überwachung des Patienten sowie die Bedienung von Überwachungs- und Beatmungsgeräten beinhaltet, soweit diese Aufgaben nicht dem Arzt vorbehalten sind. Sie müssen mit den anaesthesiologischen Methoden, soweit sie prä-, intra- und postoperativ in diesen Aufgabenbereich der Intensivmedizin fallen, vertraut sein. Bei plötzlichen Zwischenfällen müssen sie zweckentsprechend reagieren und gegebenenfalls bis zum Eintreffen eines Arztes gezielte Wiederbelebungsmaßnahmen einschließlich künstlicher Beatmung und externer Herzmassage anwenden.

Dadurch ist ihnen ein hohes Maß kritischer Beobachtung, rascher Entschlußkraft und eigener Verantwortung auferlegt.

Zur eindeutigen Abgrenzung wird festgestellt, daß die Aufgabe der Fachschwester/des Fachpflegers darin besteht, die im einzelnen Fall ärztlich festgelegten therapeutischen und pflegerischen Maßnahmen durchzuführen.

Die selbständige Wahrnehmung ärztlicher Tätigkeiten ist nicht Ziel dieser Weiterbildung. Die Qualifikation, die aus dieser Weiterbildung erworben wird, berührt nicht die rechtlichen Grundlagen der Ausübung ärztlicher Tätigkeit.

1.7. Richtlinien über den Inhalt der Weiterbildung

Fachschwester/Fachpfleger für Anaesthesie und Intensivmedizin

1.7.1. Allgemeines

Basierend auf diesen Grundsätzen sollen die theoretischen Grundlagen (Anatomie, Physiologie, Pathophysiologie, Pharmakologie) für die anaesthesiologischen Aufgaben in der prä-, intra- und postoperativen Phase sowie bei der Inhalationstherapie und Schmerzbekämpfung erworben werden. Die praktische Weiterbildung ist auf diese Belange abzustellen.

Weiter werden die theoretischen Grundlagen (Physiologie, Pathophysiologie, Biochemie) der vitalen homöostatischen Funktionen im menschlichen Organismus, wie der Atmung, des Herz-Kreislaufsystems, des Wasser-, Elektrolyt- und Säure-Basenhaushaltes einschließlich der Nierenfunktion vermittelt. Hinzu kommen die pharmakologischen und biochemischen Grundlagen, die für die Durchführung der einzelnen therapeutischen Maßnahmen in der Intensivtherapie von Bedeutung sind.

Schließlich müssen die Grundsätze der pflegerisch-therapeutischen Maßnahmen dargestellt und erlernt werden.

Die praktische Weiterbildung umfaßt zu diesem Themenkreis den Einsatz auf Intensivtherapieeinheiten. Es sollen durch die praktische Unterweisung und das Praktikum eingehende Kenntnisse und Erfahrungen erworben werden in der Überwachung der Patienten, der Bedienung der Überwachungsgeräte, der Beurteilung der Überwachungsergebnisse, in den Techniken der pflegerisch-therapeutischen Maßnahmen einschließlich der Bedienung der Geräte, die zur Pflege eingesetzt werden, in der Durchführung des Therapieplanes einschließlich der Bedienung aller zur Anwendung kommenden therapeutischen Geräte (Respiratoren, Defibrillatoren etc.).

Die Schwester/der Pfleger müssen in ausreichender Weise in die spezifischen organisatorischen Aufgaben und die psychologischen Besonderheiten einer Intensivtherapieeinheit eingeführt werden und auf diesem Gebiet ebenfalls Erfahrungen sammeln.

1.7.2. Theoretischer Unterricht

In den Lehrplänen sollten bei der Aufteilung der Themen ca. 50% einen fachspezifischen Inhalt haben und 50% sollten auf die Intensivtherapie und Wiederbelebung ausgerichtet sein.

Hierfür ist folgender Stoffkatalog und seine zeitliche Aufteilung zugrunde zu legen:

Anatomische, physiologische, pathophysiologische, biochemische, pharmakologische, technische, physikalische und klinische Grundlagen der Anaesthesie, Wiederbelebung und Intensivtherapie bei der Diagnose, Überwachung und Behandlung von Störungen

der Atemfunktion	80 Std
der Herz- und Kreislauffunktion	40 Std
der Nieren- und Leberfunktion	10 Std
des Wasser- und Elektrolythaushaltes	20 Std
des Säure-Basen-Haushaltes	10 Std
des Energie- und Wärmehaushaltes	10 Std
des zentralen und peripheren Nervensystems	40 Std
des endokrinen Systems	10 Std
des Gerinnungssystems	5 Std
bakteriologische und hygienische Fragen im Bereich der Anaesthesie und Intensivtherapie	5 Std
psychologische und organisatorische Grundlagen für die Tätigkeit der Fachschwester/des Fachpflegers	10 Std

Die im theoretischen Unterricht erworbenen Kenntnisse sind durch 10 schriftliche Testexamina aus folgenden Stoffgebieten der theoretischen Weiterbildung nachzuweisen:

1. Zentrales und peripheres Nervensystem, endokrines System
2. Kombinationsnarkosen
3. Lokale und Leitungsanaesthesie
4. Behandlungs- und Überwachungsgeräte
5. Atemfunktion
6. Kreislauffunktion
7. Nierenfunktion, Wasser-, Elektrolyt- und Säure-Basen-Haushalt
8. Wärme- und Energiehaushalt
9. Beatmungstherapie
10. Pflegerisch-therapeutische Maßnahmen

Die Testexamina werden benotet (s. Ziffer IX, 5). Die erzielten Noten finden keine Berücksichtigung bei der Abschlußprüfung.

Die Themen und Zeiten der Unterrichtsstunden sowie die Termine der Testexamina sind in einem Lehrplan festzulegen, der den Teilnehmern bei Beginn der Weiterbildung bekanntgemacht wird.

1.7.3. Praktische Unterweisung

Der Stoff für die praktische Unterweisung wird in gleicher Weise wie der Inhalt des theoretischen Unterrichtes unterteilt in ca. 50 % für die Anaesthesie und 50 % für die Intensivtherapie und Wiederbelebung. Er umfaßt im gesamten Weiterbildungszeitraum insgesamt 640 Std.

Die praktische Unterweisung in der Anaesthesie
beinhaltet die Vorbereitung und Durchführung von: Inhalationstherapie, Injektions-, Kombinations-, Lokal- und Leitungsanaesthesie, sowie Vor- und Nachbehandlung in allen Tätigkeitsbereichen bei therapeutischen und diagnostischen Eingriffen der operativen und nicht-operativen Medizin.

Die praktische Unterweisung in der Intensivpflege
beinhaltet die Unterweisung in der Bedienung von Überwachungs- und Behandlungsgeräten, in der Patientenüberwachung und in der Durchführung folgender Therapien:
Infusions- und Transfusionstherapie, Medikation, Inhalationstherapie, Beatmungstherapie, kardiale und kardiopulmonale Wiederbelebung, künstliche Dialyse, spezielle Behandlungspflege.

Die in der praktischen Unterweisung erworbenen Kenntnisse sind durch 30 mündliche Testprüfungen zu belegen und durch Testate nachzuweisen. Die Themen der Testprüfungen sind:

1. Organisatorische Aufgaben in der Anaesthesie
2. Desinfektion und Sterilisation von Geräten
3. Narkosesysteme und Narkosegeräte
4. Überwachung der Atemfunktion
5. Überwachung der Kreislauffunktion
6. Vorbereitung und Assistenz bei der Freilegung und Katheterisierung von Venen und Arterien
7. Vorbereitung und Assistenz bei der Durchführung der Tracheotomie
8. Injektionen, Katheter, Infusionen
9. Bluttransfusionen
10. Dokumentation und Protokollführung in der Anaesthesie
11. Vorbereitung und Durchführung von Injektionsanaesthesien
12. Vorbereitung und Durchführung von Inhalations- und Kombinationsanaesthesien

13. Vorbereitung und Durchführung von Regionalanaesthesien
14. Funktion des Einleitungs- und Ausleitungsraumes
15. Organisatorische Aufgaben in der Intensivtherapie
16. Dokumentation und Protokollführung in der Intensivtherapie
17. Zeit- und volumengesteuerte Beatmungsgeräte
18. Druckgesteuerte Beatmungsgeräte
19. Allgemeine pflegerische und hygienische Maßnahmen in der Intensivtherapie
20. Durchführung der Inhalationstherapie
21. Endobronchiale Absaugung
22. Erkennung und Notmaßnahmen bei akuten pulmonalen Komplikationen
23. Pflegerisch-therapeutische Maßnahmen bei relaxierten und beatmeten Patienten
24. Das Legen und die Pflege von Sonden und Kathetern
25. Überwachung der Stoffwechselbilanzgrößen
26. Ernährung von Intensivtherapiepatienten
27. Notwendige Maßnahmen für die Vorbereitung von Untersuchungsmaterial und Laboruntersuchungen
28. Lebensrettende Sofortmaßnahmen
29. Durchführung der kardialen Wiederbelebung
30. Kardio-pulmonale Wiederbelebung in der Klinik

Für die praktische Unterweisung muß ein Stoffkatalog unter Angabe der Themen vorliegen.

1.7.4. Praktikum

Die Praktikumszeit beträgt in der Anaesthesie und Intensivtherapie im gesamten Weiterbildungszeitraum 74 Wochen. Davon sind mindestens 37 Wochen im Bereich der Intensivmedizin abzuleisten. Es muß ein Nachweis über den Einsatzbereich und die Einsatzdauer geführt werden.
Über die Tätigkeit in den einzelnen Anaesthesie- und Intensivtherapiebereichen ist eine Beurteilung durch den für diese Einheit zuständigen Arzt und die/den Fachschwester/-pfleger erforderlich. Diese Beurteilungen gehen an den Leiter der Weiterbildung, sie werden Bestandteil der Prüfungsunterlagen.
Während des Praktikums in der Intensivtherapie können die in Weiterbildung befindlichen Schwestern und Pfleger für einen Mindestzeitraum von jeweils 4 Wochen und höchstens 12 Wochen auf einer Einrichtung der Intensivmedizin in den Fachgebieten Innere Medizin und Pädiatrie tätig werden. Diese Zeiten werden auf die Zeit des Praktikums voll angerechnet (Ziffer IV, 1).

Fachschwester/Fachpfleger für Innere Medizin und Intensivmedizin
Fachschwester/Fachpfleger für Pädiatrie und Intensivmedizin

Die Richtlinien über den Inhalt der Weiterbildung für die Fachschwester/den Fachpfleger sind von den zuständigen Fachgesellschaften erarbeitet und veröffentlicht worden.

1.8. Weiterbildungskommission

An jeder staatlich zugelassenen Weiterbildungsstätte wird eine Kommission für die Weiterbildung zur Fachschwester/zum Fachpfleger eingerichtet.
Die Kommission setzt sich zusammen aus je einem für die Weiterbildung verantwortlichen Facharzt aus den an der Weiterbildung beteiligten Fachgebieten, z. B. Anaesthesiologie, Innere Medizin und Pädiatrie
und
je einer/einem für die praktische Unterweisung im Rahmen der Weiterbildung verantwortlichen Fachschwester/Fachpfleger der gleichen Fachgebiete.
Die Kommission gibt sich eine Geschäftsordnung. Die Aufgaben der Kommission sind die Koordination, die Durchführung und Planung der Weiterbildung sowie die Erstellung der Lehr- und Unterrichtspläne. Die Kommission für die Weiterbildung von Fachschwestern/Fachpflegern nominiert die Mitglieder der Prüfungskommission.

Die Kommission ist der staatlichen Aufsichtsbehörde gegenüber verantwortlich für die Durchführung der Weiterbildung nach der hier niedergelegten Weiterbildungsordnung. Die Kommission behandelt alle von den Bestimmungen der Weiterbildungsordnung abweichenden Fragen und legt sie zur Entscheidung der staatlichen Aufsichtsbehörde vor.

1.9. Prüfungsbestimmungen

1.9.1. Zulassung zur Prüfung

Zur Abschlußprüfung wird nur zugelassen, wer an der Weiterbildungsstätte, an der die Abschlußprüfung abgelegt werden soll, eine mindestens 1-jährige Weiterbildung absolviert hat.
Die Anmeldung zur Prüfung ist freiwillig, sie erfolgt schriftlich und kann frühestens im letzten Quartal der vorgeschriebenen 2-jährigen Weiterbildungszeit durchgeführt werden; sie muß jedoch spätestens 6 Wochen vor dem bekanntgegebenen Prüfungstermin dem Prüfungsausschuß vorliegen. Die Zulassung zur Prüfung setzt voraus, daß der Bewerber folgende Unterlagen vorlegt:
a) Teilnahmenachweis an mindestens 240 theoretischen Unterrichtsstunden.
b) Teilnahmenachweis an mindestens 640 Std praktischer Unterweisung.
c) Nachweis eines Praktikums von insgesamt 74 Wochen. Unter Voraussetzung des obligatorischen Nachweises der unter a) und b) angeführten Stundenzahlen können Urlaub, Krankheit oder Abwesenheit aus anderen triftigen Gründen bis zu einer Gesamtzeit von 12 Wochen auf die Weiterbildungszeit angerechnet werden.
d) Nachweis der Teilnahme an 10 Testexamina entsprechend Ziffer VII, 2.
e) Nachweis von 30 Testaten über die praktische Unterweisung (s. Ziffer VII, 3).
f) 2 Unterrichtsprotokolle über jeweils eine theoretische Unterrichtsstunde.
g) Mit Erfolg durchgeführte 2-stündige Klausurarbeit. Das Thema der Arbeit wird vom Leiter der Weiterbildung aus dem Stoffgebiet des theoretischen Unterrichts gestellt. Die Arbeit wird mit den Prüfungsnoten der Ziffer IX, 5 mit der Angabe der erreichten Punktzahl bewertet. Die erzielten Prüfungsnoten bleiben bei der Benotung der Abschlußprüfung unberücksichtigt.

1.9.2. Abschlußprüfung

Die Abschlußprüfung gliedert sich in 3 Abschnitte mit insgesamt 6 Teilprüfungen:
1. Abschnitt: schriftliche theoretische Prüfung
    a) fachspezifisch
    b) Intensivpflege
2. Abschnitt: praktische Prüfung
    a) fachspezifisch
    b) Intensivpflege
3. Abschnitt: mündliche theoretische Prüfung
    a) fachspezifisch
    b) Intensivpflege

Jede der 6 Teilprüfungen wird selbständig benotet. Die Teilprüfungen gelten als bestanden, wenn Punktzahlen von über 5 erreicht werden (Ziffer IX, 5). Die gesamte Abschlußprüfung gilt als bestanden, wenn alle Teilprüfungen mit Erfolg abgelegt sind.

1.9.3. Durchführung der Prüfung

Die drei Prüfungsabschnitte stellen eine Einheit dar, sie werden an Werktagen innerhalb einer Woche durchgeführt.
Die Prüfungen werden von der für die Weiterbildungsstätte zuständigen Prüfungskommission abgenommen. Für den Abschnitt 3 muß ein Vertreter des aufsichtsführenden staatlichen Amtes zugezogen werden. Der Prüfungsort für den Abschnitt 2 ergibt sich aus der Fachzugehörigkeit des Prüflings.

1.9.4. Prüfungskommission

Die Weiterbildungskommission (Ziffer VIII) bestimmt:
a) einen stellvertretenden Vorsitzenden der Prüfungskommission aus den eigenen Reihen,

b) einen Prüfer (Facharzt),
c) einen Prüfer (Fachschwester/-pfleger),
d) einen Prüfer (Zensor).
Die Prüfer müssen Vertreter des Faches sein, dem der Prüfling angehört. Sie sollen außerdem Lehrkräfte an der Weiterbildungsstätte sein.
Der Vorsitzende der Prüfungskommission ist der Vertreter der zuständigen Behörde. Er muß zumindest bei dem 3. Prüfungsabschnitt (mündliche theoretische Prüfung) anwesend sein.
Bei Abstimmungen mit Stimmengleichheit entscheidet die Stimme des Vorsitzenden.

Der stellvertretende Vorsitzende der Prüfungskommission bestimmt zeitgerecht die Termine und die Folge der Prüfungen und gibt sie 3 Monate vor dem vorgesehenen Prüfungstermin bekannt. Die Prüfungskommission soll 4 Wochen vor den vorgesehenen Prüfungsterminen über die Zulassung zur Prüfung entschieden haben und die Entscheidung den Prüflingen schriftlich mitteilen (Ziffer IX, 1).

1.9.5. Benotung und Bewertung

Die Leistungen der einzelnen Teilprüfungen werden wie folgt benotet und bewertet:
Benotet werden die Leistungen mit den Punktzahlen 0–10.
Die Benotung erfolgt in den einzelnen Teilprüfungen durch
a) den stellvertretenden Vorsitzenden,
b) den Prüfenden (Facharzt),
c) den Prüfenden (Fachschwester/-pfleger),
d) den Prüfenden (Zensor).
Der Zensor ermittelt den einfachen Durchschnittswert und berechnet auf zwei Dezimalstellen. Die Prüfungsnote ergibt sich durch eine Auf- oder Abrundung auf eine Dezimalstelle (bis 5 abgerundet, über 5 aufgerundet).
Bei der Bewertung gilt als bestanden eine Punktzahl von über 5,0. Nicht bestandene Teilprüfungen können, sofern die nachfolgend aufgeführten Voraussetzungen gegeben sind, innerhalb von 3 Monaten nach dem Termin der Abschlußprüfung wiederholt werden. Die Wiederholung von Teilprüfungen ist nur möglich, wenn
a) die erforderlichen Leistungen nur in einer Teilprüfung nicht erbracht wurden,
b) die Leistungen in zwei Teilprüfungen verschiedener Abschnitte nicht ausreichend waren.
Sind dagegen die notwendigen Leistungen in zwei Teilprüfungen eines Abschnittes nicht erbracht oder bestehen in mehr als zwei Teilprüfungen unzureichende Leistungen, so muß die Gesamtprüfung wiederholt werden.
Benotung und Bewertung der Gesamtprüfung:
Die Leistungen der Gesamtprüfung werden wie folgt benotet:
Die Summe der Punktzahlen der 6 erfolgreich abgelegten Teilprüfungen wird durch 6 dividiert. Die Note der Gesamtprüfung ist auf eine Dezimalstelle zu berechnen.
Die Leistungen der Gesamtprüfung sind wie folgt zu bewerten:
unter 5,5 = ausreichend
bis   6,5 = befriedigend
bis   7,5 = voll befriedigend
bis   8,5 = gut
bis   9,5 = sehr gut
über   9,5 = mit Auszeichnung

1.9.6. Wiederholung der Prüfung

Die Teilprüfungen können unter den in Ziffer IX, 5 der Richtlinien genannten Voraussetzungen innerhalb von 3 Monaten nach dem Termin der Abschlußprüfung vor der gleichen Prüfungskommission wiederholt werden. Der Termin wird vom stellvertretenden Vorsitzenden der Prüfungskommission festgesetzt und dem Prüfling etwa 4 Wochen vorher bekanntgegeben. Die Wiederholung einer oder mehrerer Teilprüfungen ist nur einmal möglich. Werden bei dieser Wiederholungsprüfung die erforderlichen Leistungen nicht erbracht, so muß die Gesamtprüfung wiederholt werden.

Die Gesamtprüfung ist nach Ablauf von 6 Monaten nach der nicht bestandenen Abschlußprüfung im Höchstfalle zweimal wiederholbar. Bei Wiederholungen der Gesamtprüfung hat der Prüfling bis zum Prüfungstermin die Weiterbildung fortzusetzen und darüber anteilsgerecht die üblichen Nachweise (Ziffer IX, 1) vorzulegen. Die Wiederholungsprüfung muß spätestens vor Ablauf eines Jahres nach der nicht bestandenen Prüfung abgelegt werden.

1.9.7. Beurkundung des Prüfungsherganges

Über den Prüfungshergang ist eine Niederschrift aufzunehmen, in der festgestellt werden:
a) die Besetzung der Prüfungskommission,
b) die Namen der Prüflinge,
c) die Gegenstände der mündlichen Prüfung,
d) die Bewertung der Teilprüfungen und die Prüfungsgesamtnote,
e) die Auflagen bei nicht bestandener Prüfung.
Die Niederschrift ist vom stellvertretenden Vorsitzenden der Prüfungskommission zu unterzeichnen und vom Vertreter der staatlichen Behörde gegenzuzeichnen.
Der Prüfling erhält ein Zeugnis der Weiterbildungsstätte über den erfolgreichen Abschluß der Weiterbildung, das von allen Mitgliedern der Prüfungskommission unterzeichnet wird.
Die Beurkundung der Anerkennung als Fachschwester/-pfleger erfolgt auf Antrag nach Vorlage des Zeugnisses durch die zuständige staatliche Behörde.

1.10. Anerkennung der Weiterbildungsstätten

Die Anerkennung der Weiterbildungsstätten für Fachschwester und Fachpfleger erfolgt durch die zuständige staatliche Landesbehörde auf Antrag. Dabei sind folgende Richtlinien zu beachten:
1. Für die Anerkennung der vollen Weiterbildungsberechtigung zur Fachschwester/zum Fachpfleger für Anaesthesie und Intensivmedizin

a) ein hauptamtlicher leitender Facharzt für Anaesthesie mit einer selbständigen Fachabteilung, die 3 operative Fachabteilungen anaesthesiologisch versorgt und eine eigene Intensivtherapieeinheit verantwortlich betreibt,
b) eine leitende Anaesthesieschwester/-pfleger mit anerkannter Weiterbildung in Anaesthesie und Intensivmedizin,
c) eine ausreichende personelle Besetzung und Einrichtungen, die die Gewähr für eine gründliche und umfassende Vermittlung theoretischer und praktischer Kenntnisse und Erfahrungen bieten.
d) Mit dem Antrag sind genaue Angaben über die Weiterbildungskapazität mit entsprechender Begründung vorzulegen.
2. Eine auf ein Jahr begrenzte Weiterbildungsberechtigung kann auf Antrag dann erteilt werden, wenn die Bedingungen Ziff. X., Abs. 1a, b, c mit Ausnahme der eigenen Intensivtherapieeinheit erfüllt sind. Die Weiterbildungsberechtigung ist dann auf den fachspezifischen Teil Anaesthesie begrenzt. Beim Antrag gilt Abs. 1d entsprechend.
3. Fachschwester/Fachpfleger für Innere Medizin und Intensivmedizin (Angaben wurden von der Fachgesellschaft gemacht).
4. Fachschwester/Fachpfleger für Pädiatrie und Intensivmedizin (Angaben wurden von der Fachgesellschaft gemacht).

1.11. Übergangsregelungen

Den Übergangsregelungen werden sowohl der Vertrauensgrundsatz als auch die Besitzstandswahrung zugrunde gelegt.
Vor Beginn des Inkrafttretens dieser Weiterbildungsordnung begonnene Weiterbildungsvorhaben können nach den bisher gültigen Empfehlungen beendet werden. Alle nach Inkrafttreten der Weiterbildungsordnung begonnenen Weiterbildungsvorhaben müssen nach den hier niedergelegten Kriterien durchgeführt werden. Schwestern und Pfleger, die die Prüfung nach der neuen Weiterbildungsordnung ablegen wollen, können den Antrag auf Zulassung zur Prüfung bis zu 2 Jahren nach

Inkrafttreten dieser Weiterbildungsordnung stellen. Sie benötigen für die Zulassung in diesem Zeitraum nicht die im einzelnen aufgeführten Voraussetzungen (Ziffer IX, 1).

Alle Schwestern und Pfleger, die vor Inkrafttreten der Weiterbildungsordnung an einer ausreichenden Weiterbildung teilgenommen haben und hierfür einen Nachweis vorlegen können, werden auf Antrag die Anerkennung als Fachschwester/Fachpfleger erhalten. Der Antrag muß innerhalb eines Jahres nach Inkrafttreten dieser Richtlinien bei der zuständigen staatlichen Behörde gestellt werden, die dann die Anerkennung ausspricht.

Die praktische Unterweisung (Ziffer V, 2) kann für die Zeit der Übergangsregelung auch durch erfahrene Schwestern/Pfleger (nicht Fachschwestern/-pfleger) unter fachärztlicher Aufsicht durchgeführt werden.

2. Richtlinien zur Anerkennung als Weiterbildungsstätte für die Weiterbildung – Fachkrankenpflege Sektion: Anaesthesie und Intensivmedizin

Die Ermächtigung zur Weiterbildung – Fachkrankenpflege in der Sektion: Anaesthesie und Intensivmedizin erfolgt durch die zuständige Landesbehörde auf Antrag.

Die Rahmenvorschriften geben Empfehlungen dafür, unter welchen Voraussetzungen die volle Weiterbildungsberechtigung ausgesprochen, bzw. die Weiterbildungsberechtigung auf ein Jahr und dann auf den fachspezifischen Teil Anaesthesie begrenzt werden soll.

Die Ermächtigung zur vollen Weiterbildungsberechtigung wird empfohlen, wenn in der Weiterbildungsstätte eine von einem hauptamtlichen Facharzt für Anaesthesie geleitete selbständige Anaesthesie-Abteilung vorhanden ist, die mindestens drei operative Fachabteilungen anaesthesiologisch versorgt

und

eine eigene Intensivtherapieeinheit verantwortlich betreibt. Trifft das letztere nicht zu, so soll die Weiterbildungsberechtigung auf ein Jahr und dann auf den Teil Anaesthesie begrenzt werden, bzw. bereits die Antragstellung dementsprechend erfolgen (s. Anlage 1).

Obwohl die staatliche Anerkennung der Weiterbildung – Fachkrankenpflege in der Sektion: Anaesthesie und Intensivmedizin noch in der Mehrzahl der Bundesländer nicht ausgesprochen wurde, erschien es für angebracht, Empfehlungen betr. der Antragsgestaltung und der bei der zuständigen Behörde vorzulegenden Angaben über die Weiterbildungskapazität der antragstellenden Weiterbildungsstätte zu erarbeiten. Insbesondere erwartet man, daß der Erhebungsbogen sich auf eine einheitliche Entscheidung der zuständigen Behörden in den einzelnen Bundesländern fördernd auswirken wird. Dies ist für das anzustrebende Niveau der Weiterbildung wichtig.

Aus diesen Gründen sollen die in den Anlagen 1 und 2 (S. 12 und 13–19) angegebenen Formblätter bei der Antragstellung auf Ermächtigung Verwendung finden.

Anlagen:

a) Anlage 1: Antrag auf Ermächtigung zur Weiterbildung – Fachkrankenpflege (S. 12)
b) Anlage 2: Erhebungsbogen für die Ermächtigung zur Weiterbildung – Fachkrankenpflege (S. 13)

Anlage 1

Antrag auf Ermächtigung zur Weiterbildung-Fachkrankenpflege

Krankenhaus (Weiterbildungsstätte):

Name: ....

Adresse: ....

Maßnahmeträger:

Name: ....

Adresse: ....

Tel. Nr.: ....

Hiermit stellen wir den Antrag auf Ermächtigung zur Durchführung der Weiterbildung-Fachkrankenpflege
in der Sektion: Anaesthesie und Intensivmedizin:

      für 1 Jahr Anaesthesie   ☐

      für 1 Jahr Intensivmedizin   ☐

Erhebungsbogen mit Anlagen liegt diesem Antrag bei.

Anlagen

..................., den ....

....
Träger der Weiter-
bildungsmaßnahme

Anlage 2

Erhebungsbogen für die Ermächtigung zur Weiterbildung-Fachkrankenpflege

A. <u>Träger der Weiterbildungsmaßnahme:</u>

  Name: ....

  Adresse: ....

B. <u>Kommission für Weiterbildung - Fachkrankenpflege:</u>

  1. Name: .... Vorname: .... Geb. Dat.: ....
     Facharztanerkennung für ....
     Name: .... Vorname: .... Geb. Dat.: ....
     Fachschwester/pfleger für ....

  2. Name: .... Vorname: .... Geb. Dat.: ....
     Facharztanerkennung für ....
     Name: .... Vorname: .... Geb. Dat.: ....
     Fachschwester/pfleger für ....

  3. Name: .... Vorname: .... Geb. Dat.: ....
     Facharztanerkennung für ....
     Name: .... Vorname: .... Geb. Dat.: ....
     Fachschwester/pfleger für ....

  4. Name: .... Vorname: .... Geb. Dat.: ....
     Facharztanerkennung für ....
     Name: .... Vorname: .... Geb. Dat.: ....
     Fachschwester/pfleger für ....

  5. Name: .... Vorname: .... Geb. Dat.: ....
     Facharztanerkennung für ....
     Name: .... Vorname: .... Geb. Dat.: ....
     Fachschwester/pfleger für ....

Vorsitzender der Kommission:

Name: .... Vorname: ....

C. <u>Angaben über die Weiterbildungsstätte:</u>

  Name der
  Weiterbildungsstätte: ....

  Adresse der
  Weiterbildungsstätte: ....

Anlage 2: Erhebungsbogen für die Ermächtigung zur Weiterbildung – Fachkrankenpflege

Das Krankenhaus besitzt folgende Abteilungen:

Abteilung	Zahl der Betten		
	Gesamt	Intensiv-beobachtung	Intensiv-behandlung
1.	......	....	....
2.	......	....	....
3.	......	....	....
4.	......	....	....
5.	......	....	....
6.	......	....	....
7.	......	....	....
8.	......	....	....
9.	......	....	....
10.	......	....	....
11.	......	....	....
12.	......	....	....
Gesamt:			

Folgende Sektionen der Weiterbildung-Fachkrankenpflege sind in der Weiterbildungsstätte vorhanden:

1. ....
2. ....
3. ....
4. ....
5. ....
6. ....

D. Weiterbildung - Fachkrankenpflege

   Sektion: Anaesthesie und Intensivmedizin

1. Angaben über Leitung, Fachaufsicht und Durchführung der Weiterbildung

    a) Ärztlicher Leiter der Weiterbildung

       Name: .... Vorname: .... Geb. Dat.: ....

       Facharztanerkennung für Anaesthesie   am ....

       von wem ausgesprochen? ....

       Dienststellung am
       Krankenhaus ....

Anlage 2: Erhebungsbogen für die Ermächtigung zur Weiterbildung – Fachkrankenpflege

b) Leitende Schwester/Pfleger der Weiterbildung

   Name: .... Vorname: .... Geb. Dat.: ....

   Fachschwester/-pfleger für
   Anaesthesie und Intensivmedizin   am ....

   vom wem ausgesprochen? ....

   Anerkennung als
   Unterrichtsschwester/-pfleger   am ....

   von wem ausgesprochen? ....

   Dienststellung
   am Krankenhaus ....

c) Lehrkräfte für die Weiterbildung

   Zahl der Ärzte   ....

   Zahl der Fachärzte   ....

   Zahl der Schwestern/Pfleger   ....

   Zahl der Fachschwestern/-pfleger   ....

d) Maximale Kapazität für die Weiterbildung

   Zahl der Plätze im
   Anaesthesiebereich   ....

   Zahl der Plätze im
   Bereich der Intensivmedizin   ....

e) Lehrplan

   Gesamtdauer der Weiterbildung   ....

   Theoretischer Unterricht

      Stundenzahl Anaesthesie   ....

      Zahl der Wochenstunden   ....

      Stundenzahl Intensivmedizin
      und Wiederbelebung   ....

      Zahl der Wochenstunden   ....

      Blockunterricht in %
      der Gesamtstundenzahl   ....

   Praktische Unterweisung

      Stundenzahl Anaesthesie   ....

      Zahl der Wochenstunden   ....

      Stundenzahl Intensivpflege   ....

      Zahl der Wochenstunden   ....

Anlage 2: Erhebungsbogen für die Ermächtigung zur Weiterbildung – Fachkrankenpflege

    Praktikum (Dauer in Wochen)

        Anaesthesie   ....

        Intensivmedizin   ....

f) Wird der Gesamtlehrplan (theoretischer Unterricht und praktische Unterweisung) innerhalb eines Jahres angeboten?   ja / nein

g) Entspricht die Weiterbildung in Inhalt und Form den "Richtlinien der Deutschen Gesellschaft für Anaesthesie und Wiederbelebung über die Weiterbildung zur Fachschwester/zum Fachpfleger für Anaesthesie und Intensivmedizin" vom 23.11.1972?   ja / nein

2. <u>Angaben über die Anaesthesie-Abteilung</u>

a) Wird die Anaesthesie-Abteilung durch einen hauptamtlichen selbständigen Facharzt für Anaesthesie geleitet?   ja / nein

b) Wenn nicht, welche Organisationsform besitzt sie und welcher Fachabteilung ist sie angeschlossen?

    ....

    ....

    ....

c) Ist das Pflegepersonal in der Anaesthesie-Abteilung organisatorisch einer(m) Fachschwester / -pfleger für Anaesthesie und Intensivmedizin unterstellt?   ja / nein

d) Wenn nicht, wem ist das Pflegepersonal in der Anaesthesie-Abteilung organisatorisch unterstellt?

    ....

    ....

    ....

e) Zahl der Planstellen für Personal in der Anaesthesie-Abteilung

    für Ärzte   ....

    für Schwestern/Pfleger   ....

    für sonstiges Personal   ....

Anlage 2: Erhebungsbogen für die Ermächtigung zur Weiterbildung – Fachkrankenpflege

f) Welche Abteilungen werden von der Anaesthesie-Abteilung regelmäßig versorgt?

Abteilung	Zahl der Anaesthesie-Plätze	Zahl der Anaesthesien		
		Allgemeine Anaesthesie	Leitungs-Anaesthesie	bei Kindern unter 5 Jahren
1.	....	....	....	....
2.	....	....	....	....
3.	....	....	....	....
4.	....	....	....	....
5.	....	....	....	....
6.	....	....	....	....
7.	....	....	....	....
8.	....	....	....	....
9.	....	....	....	....
10.	....	....	....	....
11.	....	....	....	....
12.	....	....	....	....
Gesamt:	_____	_____	_____	_____

g) Betreibt die Anaesthesie-Abteilung selbstverantwortlich eine Intensivtherapieeinheit?   ja / nein

h) Wenn nein, welche Abteilung betreibt die Intensivtherapieeinheit(en) in der Weiterbildungsstätte?

....

....

....

i) In welcher Form beteiligt sich die Anaesthesie-Abteilung an der Versorgung der Patienten in den Intensivtherapieeinheiten anderer Abteilungen (Zutreffendes bitte ankreuzen) ?

    auf Aufforderung ☐

    bedarfsweise ☐

    nach Beendigung des täglichen Anaesthesie-Programms ☐

    durch ständige Anwesenheit eines Anaesthesisten ☐

Anlage 2: Erhebungsbogen für die Ermächtigung zur Weiterbildung – Fachkrankenpflege

j) In welcher Form beteiligt sich die Anaesthesie-Abteilung an der Versorgung der Patienten in Intensivbeobachtungseinheiten (Wachstation) anderer Abteilungen (Zutreffendes bitte ankreuzen)?

    auf Aufforderung ☐

    bedarfsweise ☐

    nach Beendigung des täglichen Anaesthesie-Programms ☐

    durch ständige Anwesenheit eines Anaesthesisten ☐

k) Zahl der Betten in der Intensivtherapieeinheit, die der Anaesthesie-Abteilung unterstellt sind   ....

l) Ist ein Notfallabor in der Intensivtherapieeinheit vorhanden?   ja / nein

m) Wird die Intensivtherapieeinheit in einem gleichmäßigen 3-Schichtdienst durch Pflegekräfte versorgt?

n) Zahl der Patienten pro Jahr in der der Anaesthesie-Abteilung unterstellten Intensivtherapieeinheit   ....

o) Anteil der Beatmungsfälle in dieser Intensivtherapieeinheit in %   ....

p) Zahl der Planstellen für Personal in der Intensivtherapieeinheit, die der Anaesthesie-Abteilung untersteht

    für Ärzte   ....

    für Schwestern/Pfleger   ....

    für sonstiges Personal   ....

q) Apparative Ausstattung der Anaesthesie-Abteilung

    Zahl der Narkosegeräte   ....

    Zahl der Beatmungsgeräte   ....

    Zahl der elektronischen Überwachungsgeräte   ....

    Zahl der elektronischen Wiederbelebungsgeräte   ....

    Zahl der Inhalationsgeräte   ....

Anlage 2: Erhebungsbogen für die Ermächtigung zur Weiterbildung – Fachkrankenpflege

r) Bibliothek

    Sind Pflege-Fachzeitschriften vorhanden?   ja / nein

    Stehen Bücher für die Weiterbildung zur Fach-
    schwester/zum Fachpfleger zur Verfügung?   ja / nein

D. Anlagen (bitte in doppelter Ausfertigung)
   1. Lehrplan für den theoretischen Unterricht
   2. Lehrplan für die praktische Unterweisung
   3. Ein Anaesthesieprotokoll
   4. Ein Überwachungsbogen in der Intensivtherapie

................., den ....
                                                   Träger der Weiter-
                                                   bildungsmaßnahme

3. Richtlinien über die Förderungsfähigkeit der Weiterbildung — Fachkrankenpflege im Rahmen des Arbeitsförderungsgesetzes

3.1. Gesetzliche und tarifrechtliche Vorschriften

Zur Zeit gültige gesetzliche und tarifrechtliche Vorschriften sind:
Anordnung des Verwaltungsrates der Bundesanstalt für Arbeit über die berufliche Fortbildung und Umschulung vom 9.9.1971 (siehe amtliche Nachrichten der Bundesanstalt für Arbeit Nr. 5/1974, S. 493 bis 500).
ÖTV-Protokollerklärungen zum Angestelltentarifvertrag vom 11. 8. 1970.

Die Anerkennung der Förderungsfähigkeit der Weiterbildung richtet sich nach den Bestimmungen des Arbeitsförderungsgesetzes (AFG), sowie „der Anordnung des Verwaltungsrates der Bundesanstalt für Arbeit und die individuelle Förderung der beruflichen Fortbildung und Umschulung" (ANBA 5/1974). Darin ist u. a. festgelegt, daß die Bundesanstalt für Arbeit die „berufliche Ausbildung, berufliche Fortbildung und berufliche Umschulung" fördert (§ 33 AFG).
„Die Förderung der Teilnahme an beruflichen Bildungsmaßnahmen erstreckt sich auf Maßnahmen mit ganztägigem Unterricht (Vollzeitunterricht), berufsbegleitendem Unterricht (Teilzeitunterricht) und Fernunterricht" (§ 34 AFG).
Als Ziel der Förderung ist u.a. definiert (§ 43 AFG):
ein beruflicher Aufstieg,
die Anpassung der Kenntnisse und Fähigkeiten an die beruflichen Anforderungen.
Im § 2, Absatz 8 ANBA ist weiter festgelegt, daß die Fortbildung in der Regel erst dann zu fördern ist, „wenn der Antragsteller zuvor mehr als 1 Jahr im zunächst erlernten Beruf tätig war." Entsprechend § 7 der gleichen Anordnung gilt diese Voraussetzung jedoch nur „bei Maßnahmen mit ganztägigem (Vollzeit-) Unterricht." In allen anderen Fällen werden gemäß § 7 „Personen, die sich beruflich fortbilden wollen, gefördert, wenn sie eine für das Erreichen des Fortbildungszieles notwendige abgeschlossene Berufsausbildung oder eine in dem Berufsfeld übliche Berufserfahrung oder beides haben."

Für die Durchführung der Förderung gelten die §§ 44, 45, 50 und 51 AFG in Verbindung mit den entsprechenden §§ der Anordnung des Verwaltungsrates der Bundesanstalt.

Allgemeine Verfahrensvorschriften enthält § 142 AFG. Danach hat, „wer eine Leistung beantragt, alle Tatsachen anzugeben, deren Kenntnis für die Festsetzung der Leistung erforderlich ist. Er hat dabei einen von der Bundesanstalt vorgesehenen Vordruck zu benutzen."

Die Leistungsarten im Rahmen der Förderung sind in §§ 11 bis 21 ANBA zusammengestellt. Von besonderem Interesse sind die Leistungsarten:

Unterhaltsgeld (§ 11 ANBA)
Lehrgangsgebühren (§ 12 ANBA)
Lernmittel (§ 13 ANBA)

3.1.1. Unterhaltsgeld
(§ 44 AFG und § 11 ANBA)

3.1.1.1. Vollzeitweiterbildung

Unterhaltsgeld wird bei Vollzeitunterricht gewährt. Jedoch ist der Begriff Vollzeitunterricht dadurch begrenzt, daß mindestens 20 Unterrichtsstunden pro Woche, verteilt auf je 4 Std an 5 Werktagen erteilt werden müssen. Diese Voraussetzungen sind dann erfüllt, wenn z.B. bei der Weiterbildung zur Fachschwester/zum Fachpfleger für Anaesthesie und Intensivmedizin theoretischer Unterricht (240 Std) und

praktische Unterweisung (640 Std) innerhalb eines Jahres durchgeführt und für Urlaub und Feiertage insgesamt 8 Wochen abgerechnet werden (52 abzüglich 8 Wochen = 44 Wochen á 20 Std = 880 Std).
Nach § 11 Abs. 4 ANBA wird „Teilnehmern an Maßnahmen mit ganztägigem Unterricht das Unterhaltsgeld auch während festgelegter Ferienzeiten gewährt." Auskunft im einzelnen über die Höhe des Unterhaltsgeldes gibt § 44 AFG.
Damit und in Verbindung mit § 16 der Anordnung des Verwaltungsrates der Bundesanstalt sind u.a. die Voraussetzungen dafür geschaffen, daß Schwestern und Pfleger für 1 Jahr zu einer Vollzeitweiterbildung an eine voll zugelassene Weiterbildungsstätte bei Erstattung des Unterhaltsgeldes und gegebenenfalls des Aufwandes für Unterkunft und Verpflegung (§ 15 ANBA) entsandt werden können. Diese Schwestern und Pfleger könnten das 2. Jahr, also das dem Praktikum vorbehaltene Jahr, in ihren Heimatkliniken ableisten und lediglich zum Abschlußexamen an die Weiterbildungsstätte zurückkehren, die die volle Weiterbildungsermächtigung besitzt. In diesem Falle müssen Schwestern oder Pfleger von der Heimatklinik für 1 Jahr beurlaubt werden.
Nach § 21 ANBA ist der Antrag auf Gewährung der oben genannten Leistungen „rechtzeitig vor Beginn der Maßnahme zu stellen", da anderenfalls Leistungen erst nach dem Eintritt in die Fortbildungsmaßnahme gewährt werden können. Der Antrag auf die oben genannten Leistungen ist „bei dem Arbeitsamt zu stellen, in dessen Bezirk der Antragsteller wohnt".
Nach § 146 AFG trifft „der Direktor des Arbeitsamtes die Entscheidung über den Anspruch".

3.1.1.2. Berufsbegleitende Weiterbildung

Unterhaltsgeld im Rahmen einer berufsbegleitenden Weiterbildung wird nur dann gewährt, wenn entsprechend § 11 ANBA mindestens $1/3$ der regelmäßigen betriebsüblichen Arbeitszeit durch die Maßnahme in Anspruch genommen wird.

Die berufsbegleitende Weiterbildung wird sich in der Regel auf einen 2-Jahreszeitraum erstrecken. Bei einem Gesamtansatz von wiederum 880 Stunden in 2 Jahren — also 240 Std theoretischen Unterrichtes und 640 Std praktischer Unterweisung — werden für die Erfüllung dieser Voraussetzungen (Beanspruchung von mindestens $1/3$ der regelmäßigen betriebsüblichen Arbeitszeit) unter Zugrundelegung der heutigen Arbeitszeitvorschriften 14 Std pro Woche theoretischer Unterricht und praktische Unterweisung zu absolvieren sein. Das Modell der berufszeitbegleitenden Weiterbildung ist jedoch in der Regel für diejenigen Schwestern und Pfleger geeignet, die bereits Planstellen der zur Weiterbildung vorgesehenen Weiterbildungsstätte innehaben.

3.1.2. Lehrgangsgebühren
(§ 12 ANBA)

Lehrgangsgebühren werden in Höhe von DM 2.00 je Teilnehmer und Unterrichtsstunde — unabhängig von der Art der Weiterbildung (Vollzeit- oder berufszeitbegleitende Weiterbildung) — gewährt. Entsprechend § 12 ANBA gehören zu Lehrgangsgebühren „auch unvermeidbar entstehende Prüfungsgebühren", d.h. Kosten, die im Rahmen des Abschlusses der Weiterbildung entstehen, aus dem der Erfolg der Weiterbildung herleitbar ist. Lehrgangsgebühren sollten ebenfalls vor Beginn der Weiterbildungsmaßnahme beim zuständigen Arbeitsamt beantragt werden.
Nach § 146 AFG trifft „der Direktor des Arbeitsamtes die Entscheidung über den Anspruch".

3.1.3. Lernmittel
(§ 13 ANBA)

„Lernmittel werden in Form eines Pauschalbetrages bis zu einer Höhe von DM 30.- je Teilnehmer und Monat der Weiterbildung gewährt" — unabhängig von der Art der Weiterbildung. Auch diese Mittel sind vor Eintritt in die Weiterbildungsmaßnahme beim zuständigen Arbeitsamt zu beantragen. Entsprechend

§ 146 AFG trifft „der Direktor des Arbeitsamtes die Entscheidung über den Anspruch".
Über die bisher geschilderten Leistungen hinaus können Fahrtkosten (§ 14 ANBA) sowie Zuschüsse zur Arbeitskleidung (§ 15 ANBA) gewährt werden.

3.2. Beantragung der Förderungsfähigkeit der Weiterbildungsmaßnahme

Entsprechend § 34 AFG setzt die Förderung der Teilnahme an einer Maßnahme voraus, daß die Maßnahme nach Dauer, Gestaltung des Lehrplanes, Unterrichtsmethode, Ausbildung und Berufserfahrung des Leiters und der Lehrkräfte eine erfolgreiche berufliche Bildung erwarten läßt. Nach § 6 ANBA bedingt die Förderung der Teilnahme an einer beruflichen Bildungsmaßnahme, daß der Maßnahmeträger angemessene Teilnahmebedingungen vorsieht. Dabei muß die Dauer der Maßnahme dem Zeitraum entsprechen, der notwendig ist, um das Ziel der Fortbildung zu erreichen.
In der Regel muß die Eignung des Maßnahmeträgers, d.h. der Weiterbildungsstätte, durch entsprechende Erläuterung und Begründung der Weiterbildungsmaßnahme nachgewiesen werden. Zusätzlich entscheidet das Arbeitsamt anhand des vom Maßnahmeträger auszufüllenden Zusatzbogens zum Vordruck Bildungseinrichtungen und Bildungsveranstaltungen (BuV) über die Förderungsfähigkeit und die Angemessenheit der beantragten Leistungen.
In den Anlagen 3 und 4 (S. 24 und 25/30) sind die für die Antragstellung auf Anerkennung der Förderungswürdigkeit der Weiterbildungsmaßnahme notwendigen Unterlagen angegeben. Es ist möglich, daß die einzelnen Arbeitsämter für die Antragstellung die Ausfüllung ihrer eigenen Unterlagen verlangen. Diese sind von den einzelnen Arbeitsämtern durchaus unterschiedlich abgefaßt, um so mehr sollte durch die Vorlage unserer Unterlagen eine Vereinheitlichung der Antragstellung für die Weiterbildung – Fachkrankenpflege angestrebt werden.
Bei der Anerkennung der Förderungsfähigkeit der Weiterbildungsmaßnahme soll das Arbeitsamt immer gefragt werden, ob die Antragstellung bei jedem Neubeginn wiederholt werden muß oder nicht. Die Arbeitsämter verfahren bezüglich dieser Frage zur jetzigen Zeit noch unterschiedlich.

3.3. Antragstellung auf Gewährung von Leistungen für die Teilnahme an der Weiterbildungsmaßnahme im Rahmen der individuellen Förderung

Teilnehmer an einer Weiterbildungsmaßnahme können nach Vorliegen der persönlichen Voraussetzungen (§ 34 AFG und § 6 ANBA) die individuelle Förderung der beruflichen Fortbildung beim Arbeitsamt beantragen.

3.3.1. Vollzeitweiterbildung

Zur rechtzeitigen Gewährung der Leistungen muß
– eine frühzeitige Bewerbung um Teilnahme an der Maßnahme an die Weiterbildungsstätte erfolgen
– bei positivem Bescheid der Antrag auf Gewährung von Leistungen bei dem Arbeitsamt gestellt werden, in dessen Bereich der Antragsteller wohnt. Zur Antragstellung ist ein Vordruck des Arbeitsamtes zu benutzen, der sowohl vom Arbeitsamt, als auch von der Weiterbildungsstätte bezogen werden kann. Mit diesem Antrag ist eine Bescheinigung der Weiterbildungsstätte zur Vorlage beim Arbeitsamt einzureichen, aus der hervorgeht, daß der Bewerber zur Teilnahme an der Maßnahme angenommen worden ist, und aus der weiterhin Art und

Umfang der Weiterbildungsmaßnahme ersichtlich sind (s. Anlage 12, S. 91).

Über die Gewährung der Leistungen (Unterhaltsgeld, Lehrgangsgebühren, Lernmittel, gegebenenfalls Fahrtkosten usw.) entscheidet das Arbeitsamt, in dessen Bereich die Maßnahme durchgeführt wird.

3.3.2. Berufsbegleitende Weiterbildung

Für den Antrag auf Förderungsleistungen im Rahmen der berufsbegleitenden Weiterbildung wird davon ausgegangen, daß der Bewerber bereits eine Planstelle der zur Weiterbildung zugelassenen Weiterbildungsstätte inne hat.

Zur Beantragung der Leistungen sind erforderlich

– eine Bewerbung um Teilnahme an der Maßnahme der Weiterbildungsstätte,

– nach positivem Bescheid ein Antrag auf Förderung der berufszeitbegleitenden Weiterbildung auf einem entsprechenden Formular an das zuständige Arbeitsamt zusammen mit einer Bescheinigung der Weiterbildungsstätte zur Vorlage beim Arbeitsamt, aus der der positive Bescheid der Weiterbildungsstätte, sowie Inhalt und Umfang der Weiterbildungsmaßnahme hervorgehen (s. Anlage 12, S. 91).

Auch hier entscheidet das Arbeitsamt über die Förderung und damit über die Gewährung von Leistungen.

Anlagen:

a) Anlage 3: Antrag auf Anerkennung der Förderungsfähigkeit (S. 24)

b) Anlage 4: Erhebungsbogen für die Beantragung der Förderungsfähigkeit (S. 25–30)

Anlage 3

Antrag auf Anerkennung der Förderungsfähigkeit

Krankenhaus (Weiterbildungsstätte):

Name: ....

Adresse: ....

Maßnahmeträger:

Name: ....

Adresse: ....

                      Tel. Nr.: ....

Hiermit stellen wir den Antrag auf Anerkennung der Förderungsfähigkeit der von uns durchgeführten Weiterbildungsmaßnahmen für die

            Weiterbildung-Fachkrankenpflege

            Anaesthesie-Intensivmedizin

nach § 34 Arbeitsförderungsgesetz und nach § 6 der Anordnung des Verwaltungsrates der Bundesanstalt für Arbeit über die individuelle Förderung der beruflichen Fortbildung und Umschulung vom 9. September 1971.

Ein Erhebungsbogen mit Unterlagen ist diesem Schreiben beigefügt.

Anlagen

                                        ...., den ....

                                        ....
                                        Träger der Weiter-
                                        bildungsmaßnahme

Anlage 4

Erhebungsbogen für die Beantragung der Förderungsfähigkeit

Zusatzbogen
zum Vordruck "Bildungseinrichtungen und -veranstaltungen (BuV)"

1. **Weiterbildungsstätte**

   1.1 Ziel, Bezeichnung: Fachkrankenpflege
                                      Anaesthesie-Intensivmedizin

   1.2 Anschrift: ....
       (Name und Postanschrift)
       ....

   1.3 Auskunft erteilt: ....
       (Name, Telefon/Hausapparat)

   1.4 Beginn der Weiterbildung: ....

2. **Unterrichtsarten und fachliche Voraussetzungen**

   2.1 Berufsbegleitende Weiterbildung

   2.11 Der Unterricht findet an folgenden Tagen statt:

   a) Theoretischer Unterricht

       .... von .... bis ...... Uhr
       .... von .... bis ...... Uhr
       .... von .... bis ...... Uhr
       .... von .... bis ...... Uhr
       .... von .... bis ...... Uhr
       .... von .... bis ...... Uhr
       Mittagspause von .... bis ...... Uhr

   b) Praktische Unterweisung

       .... von .... bis ...... Uhr
       .... von .... bis ...... Uhr
       .... von .... bis ...... Uhr
       .... von .... bis ...... Uhr
       .... von .... bis ...... Uhr
       .... von .... bis ...... Uhr
       Mittagspause von .... bis ...... Uhr

Vom Arbeitsamt auszufüllen
- Zutreffendes ankreuzen -

Gemäß § 11 (1) der "A FuU"

a) Vollzeitunterricht

  ja - nein

  ☐   ☐

b) Berufsbegleitender Unterricht

  ja - nein

  ☐   ☐

Anlage 4: Erhebungsbogen für die Beantragung der Förderungsfähigkeit

	Vom Arbeitsamt aus-zufüllen
Gesamtzahl der Unterrichtsstunden je Woche ggf. durchschnittlich:	
Die Unterrichtsstunde umfaßt 45 Minuten	gemäß § 6 "A FuU"

2.12 Dauer der Maßnahme: 2 Jahre

      Theoretischer Unterricht: 240 Std

      Praktische Unterweisung: 640 Std

      Praktikum: 74 Wochen

a) Dauer entspricht den Mindestanforderungen

    ja   -   nein
    ☐   ☐

b) Bei Vollzeitunterricht wird Zweijahresgrenze überschritten

    ja   -   nein
    ☐   ☐

2.2   Vollzeitweiterbildung

2.21 Der Unterricht findet an folgenden Tagen statt:

      a) Theoretischer Unterricht:

          .... von .... bis .... Uhr
          .... von .... bis .... Uhr
          .... von .... bis .... Uhr
          .... von .... bis .... Uhr
          .... von .... bis .... Uhr
          .... von .... bis .... Uhr
          Mittagspause von .... bis .... Uhr

Gemäß § 11 (1) der "A FuU"

a) Vollzeitunterricht

    ja   -   nein
    ☐   ☐

b) Berufsbegleitender Unterricht

    ja   -   nein
    ☐   ☐

      b) Praktische Unterweisung

          .... von .... bis .... Uhr
          .... von .... bis .... Uhr
          .... von .... bis .... Uhr
          .... von .... bis .... Uhr
          .... von .... bis .... Uhr
          Mittagspause von .... bis .... Uhr

Gesamtzahl der Unterrichtsstunden je Woche ggf. durchschnittlich: ....

Die Unterrichtsstunde umfaßt 45 Minuten

2.22 Dauer der Maßnahme: 2 Jahre

      Theoretischer Unterricht: 240 Std

      Praktische Unterweisung: 640 Std

      Praktikum: 74 Wochen

Gemäß § 6 "A FuU"

a) Dauer entspricht den Mindestanforderungen

    ja   -   nein
    ☐   ☐

b) Bei Vollzeitunterricht wird Zweijahresgrenze überschritten

    ja   -   nein
    ☐   ☐

Anlage 4: Erhebungsbogen für die Beantragung der Förderungsfähigkeit

	Vom Arbeitsamt auszufüllen

Zu 2.22 1 Jahr Praktikum kann vor oder nach dem Unterrichtsjahr der Vollzeitweiterbildung unter fachärztlicher Aufsicht im Angestelltenverhältnis abgeleistet werden. Eine Bescheinigung des aufsichtsführenden Facharztes über das vorschriftsmäßig abgeleistete Praktikum muß jedoch bei der Anmeldung zur Abschlußprüfung vorgelegt werden.

2.3 Beginn und Ende der Maßnahme

2.31 Gesamtdauer der Maßnahme:

von .... bis ....

2.32 Berufsbegleitende Weiterbildung

Theoretischer Unterricht

von .... bis ....

Praktische Unterweisung

von .... bis ....

Praktikum

von .... bis ....

2.33 Vollzeit-Weiterbildung

Theoretischer Unterricht

von .... bis ....

Praktische Unterweisung

von .... bis ....

Praktikum

in der Weiterbildungsstätte

von .... bis ....

im auswärtigen Krankenhaus

von .... bis ....

2.4 Ferien während der Weiterbildungsmaßnahme

Erstes Jahr   .... Ferientage

Zweites Jahr .... Ferientage

3. Weitere wesentliche Angaben

3.11 Träger der Maßnahme

....
....

Anlage 4: Erhebungsbogen für die Beantragung der Förderungsfähigkeit

	Vom Arbeitsamt auszufüllen
3.12 Ärztlicher Leiter der Maßnahme Name: .... Vorname: .... Geb. Dat.: .... Facharztanerkennung für Anaesthesie am .... Dienststellung am Krankenhaus	Ausbildung und Berufserfahrung des Leiters sowie der Lehrkräfte gewährleisten eine erfolgreiche berufliche Fortbildung: ja − nein ☐ ☐

3.13 Ltd. Fachschwester/-pfleger der Maßnahme

    Name: ....

    Vorname: ....

    Geb. Dat.: ....

    Fachschwester/-pfleger für Anaesthesie und Intensivmedizin am ....

    Dienststellung am Krankenhaus ....

3.14 Lehrkräfte für die Weiterbildung

    Zahl der

    Ärzte   ....

    Fachärzte   ....

    Schwestern/Pfleger   ....

    Fachschwestern/-pfleger ....

3.15 Maximale Kapazität für die Weiterbildung

    Zahl der Plätze im

    Anaesthesiebereich   ....

    Bereich der
Intensivmedizin   ....

3.2 Unterlagen über die Maßnahmen sind beigefügt

	ja	nein	
3.21 Lehrplan			Gestaltung und Unterrichtsmethoden entsprechen den Voraussetzungen des § 34 AFG
a) theoretischer Unterricht Stundenplan	☐	☐	
b) praktische Unterweisung Stundenplan	☐	☐	ja − nein ☐ ☐
3.22 Stoffplan	☐	☐	
3.23 Prospektmaterial	☐	☐	
3.24 Muster der Zulassung zur Weiterbildung	☐	☐	
3.25 Prüfungsordnung	☐	☐	

Anlage 4: Erhebungsbogen für die Beantragung der Förderungsfähigkeit

3.26 Muster einer Abschlußbescheinigung	Vom Arbeitsamt auszufüllen
3.3 Angaben über weitere Maßnahmen	
3.31 Die vorhergehende Maßnahme mit gleichem Bildungsziel, Abschluß usw. endet(e) am	
3.32 Die nächste Maßnahme mit gleichem Bildungsziel, Abschluß usw. beginnt voraussichtlich am	
3.33 Weitere Maßnahmen mit gleichem Bildungsziel, Abschluß usw. werden von mir/uns im .... durchgeführt.	
4. Kosten der Maßnahme und Fälligkeit der Gebühren:	a) Gebühren sind erfahrungsgemäß angemessen:
4.1 Aufnahmegebühr .... DM einzuzahlen bis	ja - nein ☐ ☐
4.2 Teilnahmegebühren: 1. Erstes Jahr .... DM zu entrichten bis .... ggf. monatlich .... DM zu entrichten bis .... 2. Zweites Jahr .... DM zu entrichten bis .... ggf. monatlich .... DM zu entrichten bis	b) Die vom Träger festgesetzten Zahlungsbedingungen sind angemessen: ja - nein ☐ ☐
4.3 Prüfungsgebühren ggf. auch für Zwischenprüfungen: Zwischenprüfungen (insges. 40) .... DM zu entrichten bis .... Abschlußprüfung .... DM zu entrichten bis .... Die Abschlußprüfung ist Bestandteil der Maßnahme: ja - nein ☐ ☐	Prüfungsgebühren förderungsfähig: ja - nein ☐ ☐
4.4 Kosten der notwendigen Lernmittel - lt. beigefügter Übersicht - im 1. Erstes Jahr .... DM 2. Zweites Jahr .... DM	Als Höchstbetrag anerkannt: .... DM .... DM

Anlage 4: Erhebungsbogen für die Beantragung der Förderungsfähigkeit

		Vom Arbeitsamt auszufüllen
Die Lernmittel beschafft bzw. stellt zur Verfügung:	ja – nein	
a) Maßnahmeträger:	☐ ☐	
b) Teilnehmer:	☐ ☐	

4.5 Für die praktische Unterweisung ist folgende Arbeitskleidung notwendig:

Als notwendig anerkannt:

Art	Kosten für den Teilnehmer	
1.	.... DM	.... DM
2.	.... DM	.... DM
3.	.... DM	.... DM

5. Kosten für Unterkunft und Verpflegung:

Der Bereitstellung durch den Träger kann zugestimmt werden:

5.1 Inanspruchnahme der Internatsunterbringung wird von jedem Teilnehmer gefordert:

a) Unterkunft:

ja – nein
☐ ☐

ja – nein
☐ ☐

5.2 Kosten der Unterkunft, die der Maßnahmeträger bereitstellt:

mtl. .... DM

b) Verpflegung:

ja – nein
☐ ☐

5.3 Kosten der Unterkunft während der Ferien

.... DM

5.4 Kosten für Verpflegung, die der Maßnahmeträger bereitstellt:

mtl. .... DM

6. Sonstige Kosten:

.... DM

Überprüfung erforderlich, da Gebühren unangemessen hoch erscheinen:
ja – nein
☐ ☐

7. Dem Teilnehmer wird ein Rücktrittsrecht eingeräumt:

Rücktrittsmöglichkeiten sind angemessen:
ja – nein
☐ ☐

8. Sonstige Angaben

Es wird versichert, daß alle Angaben der Wahrheit entsprechen.

Anlagen

...................., den ....

1. Geprüft am ....

2. Weitere Überprüfung notwendig:
ja – nein
☐ ☐
zu Nr. ....

Unterschrift des Sachbearbeiters

....
Unterschrift des Trägers der Weiterbildungsmaßnahme

....

Lehrplan

1. Einteilung des Gesamtlehrplanes

Die Zielsetzung der Weiterbildung-Fachkrankenpflege besteht in einer möglichst umfassenden Integration des theoretischen Wissens in die praktische Berufsausübung im Rahmen der fachmedizinischen Gesamtversorgung, so daß jede praktische Tätigkeit als Anwendung theoretischen Wissens verstanden wird.

Die Verwirklichung dieser Weiterbildungsziele erfordert einerseits Vermittlung und Erwerb von Kenntnissen über die fachärztliche Versorgung, andererseits die Vermittlung und den Erwerb von eingehenden Kenntnissen und Erfahrungen in den jeweiligen Aufgaben des Pflegesektors im Rahmen der fachmedizinischen Versorgung.

Auch aus diesen Gründen wurden in den „Richtlinien ..." Rahmen und Inhalt sowohl des theoretischen Unterrichtes, als auch der praktischen Unterweisung weitgehend festgelegt.

Lehr- und Unterrichtspläne sollten von den Weiterbildungskommissionen in den einzelnen Weiterbildungsstätten erarbeitet werden.

Auf Wunsch des Vorstandes der DGAW wurden jedoch Lehrpläne mit Stoffkatalogen sowohl für den theoretischen Unterricht, als auch für die praktische Unterweisung erarbeitet. Im Interesse der Einheitlichkeit sollten diese Empfehlungen in den einzelnen Weiterbildungsstätten Berücksichtigung finden.

1.1. Lehrpläne und Stoffkataloge für den theoretischen Unterricht

Der „Lehrplan — Stoffkatalog" für den theoretischen Unterricht Anaesthesie (s. Anlage 5; S. 34–49) wurde auf 60 Doppelstunden (à 2 × 45 min) aufgeteilt. In dieser Stundenzahl sind diejenigen Testexamina (insgesamt 4), die themenmäßig im Zusammenhang mit den Problemen der Anaesthesie gesehen werden sollten, mit je einer Stunde enthalten.

Der „Lehrplan — Stoffkatalog" für den theoretischen Unterricht Intensivmedizin und Wiederbelebung (s. Anlage 6; S. 50–62) wurde ebenfalls auf 60 Doppelstunden (à 2 × 45 min) aufgeteilt. Diese Stundenzahl enthält jedoch neben je einer Stunde für 6 Testexamina auch zwei Stunden für die Klausurarbeit.

Die Betitelung der einzelnen Themen und die inhaltlichen Angaben für den gesamten theoretischen Unterricht erfolgten insbesondere auch unter folgenden Gesichtspunkten:

Der theoretische Unterricht wird ausschließlich durch Ärzte gegeben.

Der theoretische Unterricht soll das Gesamtgebiet Anaesthesie sowie Intensivmedizin und Wiederbelebung umfassen.

Der Unterricht soll einerseits eingehende theoretische Kenntnisse für die praktische Tätigkeit von Angehörigen des Pflegesektors in den klinischen Aufgabengebieten des Faches Anaesthesie vermitteln und andererseits die Teilnehmer der Weiterbildung über die ärztlichen fachanaesthesiologischen Probleme orientieren.

Es ist dabei dem Geschick und dem richtigen Augenmaß der einzelnen unterrichtenden Fachärzte überlassen, wo die Grenze zwischen Orientierung und eingehender Unterrichtung zu ziehen ist.

Um diese durchaus schwierige, jedoch zweifelsohne lösbare Aufgabe leichter meistern zu können, werden nach und nach Lehr- und Lerntexte in dieser Schriftenreihe veröffentlicht.

Die Vermittlung des theoretischen Wissens — wo immer möglich — sollte in Zusammenarbeit mit den Internisten und Pädiatern erfolgen. Diejenigen Themen, die in der Regel durch Internisten bzw. Pädiater abgehandelt werden sollten, werden in den Lehrplänen und Stundenplänen (s. dort) nicht markiert. Diese Einteilung kann nur entsprechend den jeweiligen Gegebenheiten vorgenommen werden.

1.2. Lehrpläne und Stoffkataloge für die praktische Unterweisung

Der „Lehrplan — Stoffkatalog" für die praktische Unterweisung Anaesthesie (s. Anlage 7; S. 63–70) wurde auf insgesamt 30 Themengruppen aufgeteilt. Diese Anzahl der Themengruppen schließt auch diejenigen Testate (insgesamt 14) mit ein, die themenmäßig der Praxis der Anaesthesie zuzuordnen sind.

Der „Lehrplan — Stoffkatalog" für die praktische Unterweisung Intensivpflege und Wiederbelebung (s. Anlage 8; S. 71–79) wurde ebenfalls auf 30 Gruppen aufgeteilt. Diese Anzahl von Themengruppen schließt auch die insgesamt 16 Testate ein.

Die in den Lehrplänen mit den dazugehörigen Stoffkatalogen angegebenen Stundenzahlen stellen im eigentlichen Sinne Gewichtungsfaktoren dar. Praktische Unterweisung und Abnahme von Testaten erfolgt im Rahmen der täglichen klinischen Tätigkeit (s. Organisation).

Anlagen:

a) Anlage 5: Theoretischer Unterricht, Lehrplan-Stoffkatalog Anaesthesie (S. 34–49)

b) Anlage 6: Theoretischer Unterricht, Lehrplan-Stoffkatalog Intensivmedizin und Wiederbelebung (S. 50–62)

c) Anlage 7: Praktische Unterweisung, Lehrplan-Stoffkatalog Anaesthesie (S. 63–70)

d) Anlage 8: Praktische Unterweisung, Lehrplan-Stoffkatalog Intensivpflege und Wiederbelebung (S. 71–79)

Anlage 5

Theoretischer Unterricht, Lehrplan-Stoffkatalog
Anaesthesie

Nr.	Thema	Std
1	**Wirkungsort und Wirkungsart der Anaesthetika und Adjuvantien am Nervensystem**	2
	- Rezeptor - Neuron - Synapse - Ganglion - neuromuskuläre Endplatte Überträgersubstanzen - Polarisation und Depolarisation Hemmung und Erregung der Reizleitung - Reizübertragung und Reizverarbeitung im somatischen und vegetativen Nervensystem	
2	**Klinische Zeichen der Wirkungen und Nebenwirkungen von Anaesthetika und Adjuvantien am Nervensystem**	2
	- Analgesie - Amnesie - vegetative Erregung und Dämpfung, Erregung und Hemmung der neuromuskulären Reizübertragung Narkosestadien bei Mononarkosen und bei Kombinationsnarkosen mit Anwendung von Relaxantien	
3	**Wirkungen und Nebenwirkungen der Analgetika, Hypnotika und Tranquilizer**	2
	- Auswirkungen der Morphinderivate, synthetischen Morphine, Morhpinantagonisten Phenothiazinderivate Tranquilizer Barbiturate (Luminal) auf zentrales, peripheres und vegetatives Nervensystem, Atmung, Herz-Kreislauf-System, Stoffwechsel und Organfunktionen	
4	**Wirkungen und Nebenwirkungen der Sympathikomimetika sowie Sympathiko- und Parasympathikolytika**	2
	Z. B. Adrenalin, Noradrenalin, Alupent, Akrinor, Effortil usw. Serpasil, Hydergin, Panthesin-Hydergin, Phenoxybenzamin, Regitin Arfonad Atropin, Scopolamin auf das vegetative, zentrale und periphere Nervensystem, Atmung, Herz-Kreislauf-System, Stoffwechsel und Organfunktionen	
5	**Wirkungen und Nebenwirkungen von Injektions-Narkosemitteln**	2
	Barbiturate: Evipan, Nembutal, Brevimytal, Trapanal Barbituratfreie: Presuren, Epontol, Ketanest, Somsanit	

Nr.	Thema	Std
	Mittel der Neuroleptanalgesie usw. auf das zentrale, vegetative und periphere Nervensystem, Atmung, Herz-Kreislauf-System, Stoffwechsel und Organfunktionen	
6	**Wirkungen und Nebenwirkungen von Inhalations-Narkosemitteln** Chloräthyl, Äther, Divinyl-Äther, Trichloräthylen, Methoxyfluran, Halothan, Lachgas, Cyclopropan auf das zentrale, vegetative und periphere Nervensystem, Atmung, Herz-Kreislauf-System, Stoffwechsel und Organfunktionen	2
7	**Wirkungen und Nebenwirkungen der Lokalanaesthetika** Procain, Tetracain, Lidocain, Mepivacain, Prilocain, Marcain, Alkohol, Phenol auf das periphere, vegetative und zentrale Nervensystem, Atmung, Herz-Kreislauf-System, Stoffwechsel und Organfunktionen	2
8	**Wirkungen und Nebenwirkungen der Muskelrelaxantien** Depolarisierende Mittel und Antidots: Succinylcholin - Cholinesterase Nichtdepolarisierende Mittel und Antidots: d-Tubocurarin, Dimethyl-d-Tubocurarin, Gallamin, Diallyl-nor-Toxiferin, Imbretil, Pancuroniumbromid Neostigmin, Pyridostigmin auf das periphere, vegetative und zentrale Nervensystem, Atmung, Herz-Kreislauf-System, Stoffwechsel und Organfunktionen	2
9	**Funktionelle Anatomie des Respirationstraktes und der Lunge** - Nasen-Rachenraum - Kehlkopf - Tracheobronchialbaum - Alveolo-kapilläres System - Zwerchfell - Zwischenrippenmuskulatur - Atemhilfsmuskulatur - Antiatelektasefaktor	2
10	**Die zentrale und periphere Atemregulation** - Atemzentren - Chemisch-reflektorische Atemregulation - Mechanisch-reflektorische Atemregulation - Sonstige Kontrollmechanismen - Atemtypen	2

Anlage 5: Theoretischer Unterricht, Lehrplan-Stoffkatalog Anaesthesie

Nr.	Thema	Std
11	**Funktionelle Anatomie und Physiologie der Reizbildung und Reizleitung im Herzen**	2

- Charakteristika der Reizbildung im Sinusknoten, heterotope supraventrikuläre Reizbildungszentren, AV-Knoten, heterotope ventrikuläre Reizbildungszentren
- Vegetative und medikamentöse Einflüsse auf die Reizbildung (Beta-1-Rezeptoren) und ihre Auswirkungen auf die Hämodynamik

Nr.	Thema	Std
12	**Grundlagen des Elektrokardiogramms und Technik der Ableitung**	2

- Aufbau des EKG-Gerätes
- Abnahme der EKG-Kurven
- Extremitätenableitung
- Einthovensches Dreieck
- Nehbsches Dreieck
- Brustwandableitung
- Vektorkardiographie

Nr.	Thema	Std
13	**Pathophysiologie der Reizleitung**	2

- Störungen der Reizbildung und Reizleitung und ihre Auswirkungen auf die Hämodynamik
- Sinustachykardie, Sinusbradykardie
- Vorhofflimmern, Vorhofflattern
- Blockformen 1., 2. und 3. Grades
- Vorhof- und Kammerextrasystolen
- Kammerautomatie
- Kammerflattern, Kammerflimmern

Nr.	Thema	Std
14	**Die Bedeutung der Vorerkrankungen und der Dauermedikation für Narkosevorbereitung, Narkosefähigkeit, Prämedikation, Auswahl der Narkosemittel und Narkoseverfahren**	2

ZNS: Myasthenia gravis
Atmung: TBC, Emphysem, Bronchitis, Asthma bronchiale
Herz-Kreislauf: Vitium, Infarkt, Hypertonie, Cor pulmonale, kardiale Dekompensation, Rhythmusstörungen
Stoffwechsel: Diabetes, Hepatitis, Hyperthyreose, Phäochromozytom
Niere: Glomerulonephritis, Nephrose
Allergie, Dauermedikation (Kortikosteroide, Diuretika, Antihypertensiva)

Nr.	Thema	Std
15	**Die Bedeutung des klinischen und Laborstatus für Narkosevorbereitung, Narkosefähigkeit, Prämedikation, Auswahl der Narkosemittel und Narkoseverfahren**	2

- Identitätskontrolle zur Person und zum Ort des Eingriffs
- Körpergewicht, Konstitutionstyp
- Zahnstatus
- Atmungsorgane: Dyspnoe, Cyanose, Atemfrequenz, Rasselgeräusche, Atemanhaltetest
- Herz-Kreislauf-System: Puls, Bradykardie, Tachykardie, Arrhythmie, Pulsdefizit, Anämie
- Temperatur
- Magen-Darm-Trakt: Durchfälle, Erbrechen, Flüssigkeits- und Nahrungsaufnahme, Exsikkose

Nr.	Thema	Std
	- Harn: Menge - Laborstatus: Hb, Hk, Ery, Blutgruppe, Blutzucker, Elektrolyte, Blutgase, SGOT, SGPT, Gesamteiweiß, Kreatinin, CPK; Urin: Eiweiß, Ery, Zucker - Röntgenthorax, EKG Kurzer Hinweis auf die Bewertung dieser und weiterführender ärztlicher Diagnostik (z. B. auch Lungenfunktionsdiagnostik, Gerinnungsstatus etc.)	
16	Therapeutische Maßnahmen zur Wiederherstellung der Homöostase vor der Narkose - Kardiale Vorbehandlung - Ausgleich eines intravasalen, interstitiellen und intrazellulären Volumen-, Eiweiß- und Elektrolytdefizits - Sicherstellung einer ausreichenden Hb-Konzentration - Ausgleich einer Störung im Säure-Basen-Haushalt - Behandlung eines Hirnödems mit hochprozentigen Lösungen - Vorbehandlung endokrinologisch bedingter Dysfunktionen (Diabetes mellitus, Diabetes insipidus, Hyperthyreose, Phäochromozytom, Nebennierenrindeninsuffizienz) - Kontrolle der antihypertensiven Therapie - Inhalationstherapie und Atemgymnastik	2
17	Therapeutische Maßnahmen zur Normalisierung der Lungenventilation vor und nach der Narkose - Dämpfe und Aerosole - Vernebler - Medikamente - Spezielle Verfahren und Geräte (druckgesteuerte Beatmungsgeräte, Totraumvergrößerer, Luftballon usw.) - Organisation der Beatmungsinhalation	2
18	Mittel und Methoden der Prämedikation - Auswahl der Prämedikationsmittel im Hinblick auf den pränarkotischen Status - Auswahl der Prämedikationsmittel im Hinblick auf das gewählte Anaesthesieverfahren - Zeitpunkt und Applikationsart der Prämedikationsmittel - Dosierung und Wirkungsdauer der Prämedikationsmittel - Dokumentation der Prämedikation	2

19	Instrumentarium, Technik, Assistenz bei Freilegung von Gefäßen
	- Punktion peripherer Venen
	- Punktion der V. subclavia
	        V. jugularis externa
	        V. jugularis interna
	        V. anonyma
	        A. radialis
	- Freilegung und Katheterisierung der
	        V. basilica
	        V. jugularis
	        V. saphena
		2

Anlage 5: Theoretischer Unterricht, Lehrplan-Stoffkatalog Anaesthesie

Nr.	Thema	Std

- Freilegung und Katheterisierung der
  V. subclavia
  A. radialis
- Kontrolle, Fehler und Gefahren

20 **Auswahl der Narkosemittel und Vorbereitung der Narkose** 2
- Auswahl der Narkosemittel, ihrer Adjuvantien und der Narkoseverfahren in Abhängigkeit vom Alter und bestehenden Vorerkrankungen
- Auswahl der Narkosemittel im Hinblick auf den geplanten Eingriff
- Bereitstellung der erforderlichen Anaesthetika und Adjuvantien
- Bereitstellung des Instrumentariums

21 **Narkosesysteme** 2
- Aufbau der Narkosegeräte
- Offenes Narkosesystem
- Halboffenes Narkosesystem
- Halbgeschlossenes Narkosesystem
- Geschlossenes Narkosesystem
- Auswahl der Narkosesysteme in Abhängigkeit vom geplanten Narkoseverfahren

22 **Geräte zur Narkosebeatmung** 2
- Beutel, Balg
- Pulmomat
- Assistor
- Spiromat

23 **Aufbau elektronischer Überwachungsgeräte** 2
- EKG, EEG, Pulsmeßgerät, Thermometer
- Uras, Defibrillator, Schrittmacher
- Geräte zur blutigen Blutdruckmessung (einschließlich Sensoren und Alarmeinrichtungen)

24 **Bedienung elektronischer Überwachungsgeräte** 2
- EKG, EEG, Pulsmeßgerät, Thermometer
- Uras, Defibrillator, Schrittmacher
- Geräte zur blutigen Blutdruckmessung (Störung, Entstörung)

25 **Vorbereitung, Einleitung, Führung und Ausleitung der Äther-Mononarkose** 2

Vorbereitung:
- Maßnahmen am Patienten vor Einleitung der Narkose (Lagerung, Fixation, venöser Zugang)
- Bereitstellung und Prüfung des Anaesthetikums
- Bereitstellung und Prüfung des Instrumentariums (Masken, Geräte usw.)

Anlage 5: Theoretischer Unterricht, Lehrplan-Stoffkatalog Anaesthesie

Nr.	Thema	Std
	Einleitung, Führung, Ausleitung: - Erforderliche Dosierung - Narkosestadien (Bewußtsein, Atmung, Kreislauf, Augenbewegungen, Pupillen, Reflexe, Muskeltonus) - Komplikationen	
26	**Vorbereitung, Einleitung, Führung und Ausleitung der intravenösen Mononarkose**	2

- Oxybarbiturate (Evipan, Eunarcon, Brevimytal)
- Thiobarbiturate (Thiopental u. a.)
- Barbituratfreie Anaesthetika (Somsanit, Propanidid, Ketamin)

Vorbereitung:
Maßnahmen am Patienten vor Einleitung der Narkose (Lagerung, Fixation, venöser Zugang)
- Bereitstellung und Prüfung des Anaesthetikums
- Bereitstellung und Prüfung des Instrumentariums (Masken, Geräte)

Einleitung, Führung, Ausleitung:
- Erforderliche Dosierung
- Narkosestadien (Bewußtsein, Atmung, Kreislauf, Pupillen, Augenbewegungen, Reflexe, Muskeltonus)
- Komplikationen

27	**Vorbereitung, Einleitung, Führung und Ausleitung von Kombinationsnarkosen**	2

I. Äthernarkose
   - mit Chloräthyl
   - mit Barbituraten
   - mit Neuroleptika bzw. Ketamine
   - mit und ohne Relaxantien

II. Lachgasnarkose
   - mit Barbituraten
   - mit Neuroleptika bzw. Ketamine
   - mit und ohne Relaxantien

III. Penthrane-Lachgas-Narkose
   - mit Barbituraten
   - mit barbituratfreien Anaesthetika
   - mit und ohne Relaxantien

Vorbereitung:
- Maßnahmen am Patienten vor Einleitung der Narkose (Lagerung, Fixation, venöser Zugang)
- Bereitstellung und Prüfung des Anaesthetikums
- Bereitstellung und Prüfung des Instrumentariums (Masken, Geräte)

Einleitung, Führung, Ausleitung:
- Erforderliche Dosierung
- Narkosestadien (Bewußtsein, Atmung, Kreislauf, Pupillen, Augenbewegungen, Reflexe, Muskeltonus)
- Komplikationen

Anlage 5: Theoretischer Unterricht, Lehrplan-Stoffkatalog Anaesthesie

Nr.	Thema	Std
28	**Vorbereitung, Einleitung, Führung und Ausleitung von Kombinationsnarkosen**	2

   I. Halothan-Lachgas-Narkose
      - mit Barbituraten
      - mit barbituratfreien Anaesthetika
      - mit und ohne Relaxantien

   II. Neuroleptanalgesie und Neuroleptanaesthesie:
      - mit Lachgas
      - mit Barbituraten
      - mit barbituratfreien Anaesthetika
      - mit und ohne Relaxantien

   Vorbereitung:
   - Maßnahmen am Patienten vor Einleitung der Narkose
     (Lagerung, Fixation, venöser Zugang)
   - Bereitstellung und Prüfung des Anaesthetikums
   - Bereitstellung und Prüfung des Instrumentariums
     (Masken, Geräte)

   Einleitung, Führung und Ausleitung:
   - Erforderliche Dosierung
   - Narkosestadien (Bewußtsein, Atmung, Kreislauf, Pupillen,
     Augenbewegungen, Reflexe, Muskeltonus)
   - Komplikationen

| 29 | **Anaesthesie bei diagnostischen Eingriffen in der Endoskopie** | 2 |

   (Bronchoskopie - Oesophagoskopie - Laryngoskopie -
   Rektoskopie - Laparoskopie - Organbiopsie)

   Vorbereitung:
   - Maßnahmen am Patienten vor Einleitung der Narkose
     (Lagerung, Fixation, venöser Zugang)
   - Wahl des Anaesthesieverfahrens
   - Bereitstellung und Prüfung des Instrumentariums

   Einleitung, Führung und Ausleitung:
   - Komplikationen

| 30 | **Anaesthesie bei diagnostischen Eingriffen in der Angiologie und Röntgenologie** | 2 |

   (Herzkatheter, Koronarangiographie, Angiographie in der
   Neurochirurgie und Neurologie, Aorta-Arteriographie in
   der Röntgenologie, Ventrikulographie, Pneumoenzephalographie, Myelographie, Tomographie)

   Vorbereitung:
   - Maßnahmen am Patienten vor Einleitung der Narkose
     (Lagerung, Fixation, venöser Zugang)
   - Wahl des Anaesthesieverfahrens
   - Bereitstellung und Prüfung des Instrumentariums

   Einleitung, Führung, Ausleitung:
   - Komplikationen

Anlage 5: Theoretischer Unterricht, Lehrplan-Stoffkatalog Anaesthesie

Nr.	Thema	Std
31	Anaesthesie bei operativen Eingriffen in der Augenheilkunde	2

- Glaukom: Prämedikation
- Schieloperationen: Herz-Kreislauf
- Schieloperationen: Vermeidung von Augenbewegungen
- Allgemein: Vermeidung eines erhöhten Augeninnendrucks

| 32 | Anaesthesie bei operativen Eingriffen in der Hals-, Nasen-, Ohrenheilkunde und Zahn-, Mund- und Kieferklinik | 2 |

- Spezielle Endotrachealtuben
- Struma: Diskonnektion, Abknicken des Tubus
- Tonsillektomie, Adenotomie: Boyl-Davis-Spatel/ Intubation - Nachblutungen
- Rachentamponaden: freie Atemwege
- Tympanoplastik: Adrenalin - Lachgas
- Neck-dissection: Umintubation - Beatmung - Blutungen
- Endolaryngeale Chirurgie: Instrumentarium (Seiffersches Stützautoskop)
- Mastoidektomie
- Entzündliche Prozese im Halsbereich: Intubation - nasale Intubation
- Kieferklemme: translaryngeale bzw. nasale Intubation
- Zahnstatus: Intubation
- Gefahren der Luftembolie

| 33 | Anaesthesie bei operativen Eingriffen in der Neurochirurgie | 2 |

- Hirndruck: Entwässerung - Beatmung
- Aneurysma: Bereitstellung von Blut
- Kontrollierte Hypothermie
- Lagerung
- Tubusarten, Tubusfixation, Gefahr der Diskonnektion und des Abknickens
- Ventilationskontrolle
- Akzidentelle Hypothermie

| 34 | Anaesthesie bei operativen Eingriffen in der Gynäkologie und Geburtshilfe | 2 |

- Lagerung
- Narkoseuntersuchung, Abrasio, Radiumeinlage: Herz-Kreislaufreaktion
- Sectio: Aspiration, Kava-Kompression, Auswahl der Anaesthetika und Adjuvantien
- Geburtshilfliche Analgesie: Auswahl der Mittel und Methoden
- Plazenta: Blutungen
- Uterustonus: Narkotika, Relaxantien, Uterotonika
- Eklampsie: Auswahl der Mittel und Methoden zur Anaesthesie
- Vaginale geburtshilfliche Operationen: Auswahl der Mittel und Methoden zur Anaesthesie

Anlage 5: Theoretischer Unterricht, Lehrplan-Stoffkatalog Anaesthesie

Nr.	Thema	Std
35	Anaesthesie bei operativen Eingriffen in der Urologie	2

- Lagerungen: Kreislauf
- Zystoskopie, Bougierung, Prostatapunktion: Herz-Kreislaufreaktionen
- Chronische Niereninsuffizienz: Azidose, Kalium
- Elektroresektion: Einschwemmung

36	Anaesthesie bei operativen Eingriffen der Thorax- und Herzchirurgie	2

- Lagerung
- Instrumentarium (Carlens-Tuben u. a.)
- Feuchte Lunge - Bronchusblocker
- Wiederaufblähen der Lunge
- Auswahl des Respirators
- Dosierung von Atropin
- Ventilationskontrolle
- Kalium, Astrup
- Heparin - Protaminsulfat
- Spezielle Maßnahmen der Überwachung (venöser und arterieller Druck, EKG, EEG, Uras, Wiegen vor und nach der Operation, Flüssigkeitsbilanzierung)

37	Anaesthesie bei operativen Eingriffen der Abdominalchirurgie	2

- Ileus: Aspirationsgefahr, präoperative Vorbereitung hinsichtlich des Flüssigkeits-, Elektrolyt- und Säure-Basen-Haushaltes
- Lagerung und Umlagerung

Vorbereitung:
- Hormonbildende Tumoren
- Anämie
- Aneurysma - Blut
- Gastrektomie: Singultus
- Magensonde
- Zoelestin-Tubus
- Kava-Kompression
- Gallengangchirurgie: Anaesthetika und Relaxantien

38	Testexamen über	

a) zentrales und peripheres Nervensystem, endokrines System

b) Kombinationsnarkosen   2

39	Anaesthesie bei operativen Eingriffen der Traumatologie und Orthopädie	2

- Extremitätenverletzungen: Lokalanaesthesie, Leitungsanaesthesie, Allgemeinanaesthesie
- Schädelhirntrauma: Infusionsarten
- Thoraxtraumen
- Abdominaltraumen
- Auswahl der Mittel und Verfahren
- Lagerung (Extensionstisch)
- Transport traumatisierter Patienten

Nr.	Thema	Std

- Totalprothesen: Vorbereitung mit Volumen und Kardiaka, Kreislaufreaktionen bei Kunststoffimplantation
- Lagerung: vor, während und nach der Spinal- bzw. Periduralanaesthesie
- Blutleere

40 **Prämedikation, Vorbereitung, Einleitung, Führung, Ausleitung der Anaesthesie im Kindesalter** — 2

z. B.: Pylorospasmus, Oesophagusatresie, Oesophagusbougierung, Darmobstruktionen, Analatresie

Prämedikation:
- Analgetika
- Hypnotika
- Tranquilizer
- Parasympathikolytika
- Dosierung und Applikation

Vorbereitung:
- Maßnahmen am Patienten vor Einleitung der Narkose (Lagerung, Fixation, venöser Zugang)
- Bereitstellung und Prüfung der Anaesthetika und Adjuvantien
- Bereitstellung und Prüfung des Instrumentariums

Einleitung, Führung, Ausleitung:
- Erforderliche Dosierung der Narkosemittel
- Temperaturregulation während und nach der Anaesthesie
- Transport des Kindes
- Komplikationen

41 **Anaesthesie bei Organ- und Hauttransplantationen** — 2

- Transfusion
- Kalium
- Azidose
- EKG
- Medikamente
- Hauttransplantation: Ketamine (Verbrennungen)

42 **Anaesthesie zur Schrittmacher-Implantation** — 2

- Maßnahmen am Patienten vor Einleitung der Narkose
- Bereitstellung von Sympathikomimetika
- Bereitstellung des Instrumentariums
- Komplikationen und ihre Behandlung

43 **Prämedikation, Vorbereitung, Einleitung, Führung, Ausleitung der Narkose bei geriatrischen Patienten** — 2

Prämedikation:
- Analgetika
- Hypnotika
- Tranquilizer
- Parasympathikolytika
- Dosierung und Applikation

Anlage 5: Theoretischer Unterricht, Lehrplan-Stoffkatalog Anaesthesie

Nr.	Thema	Std

Vorbereitung:
- Maßnahmen am Patienten vor Einleitung der Narkose (Lagerung, Fixation, venöser Zugang)
- Bereitstellung und Prüfung der Anaesthetika und Adjuvantien
- Bereitstellung und Prüfung des Instrumentariums

Einleitung, Führung, Ausleitung:
- Erforderliche Dosierung der Narkosemittel
- Temperaturregulation während und nach der Anaesthesie
- Komplikationen

44 <u>Prämedikation, Vorbereitung und Assistenz bei der Durchführung der Schleimhaut- und Infiltrationsanaesthesie</u> 2

Prämedikation:
- Analgetika
- Hypnotika
- Tranquilizer
- Parasympathikolytika
- Dosierung und Applikation

Vorbereitung:
- Maßnahmen am Patienten vor Einleitung der Lokalanaesthesie (Lagerung, Fixation, venöser Zugang)
- Bereitstellung und Prüfung des Lokalanaesthetikums
- Bereitstellung und Prüfung des Instrumentariums (Sets)

Durchführung:
- Lokalanaesthetika und ihre Dosierung (mit und ohne Adrenalin)
- Beurteilung der lokalanaesthetischen Wirkung
- Komplikationen und ihre Behandlung

45 <u>Vorbereitung und Assistenz bei der Durchführung der Spinal-, Peridural- und Sakralanaesthesie</u> 2

Vorbereitung:
- Maßnahmen am Patienten vor Einleitung der Lokalanaesthesie (Lagerung, Fixation, venöser Zugang)
- Bereitstellung und Prüfung des Lokalanaesthetikums
- Bereitstellung und Prüfung des Instrumentariums (Sets)

Durchführung:
- Verwendete Lokalanaesthetika und ihre Dosierung (mit und ohne Adrenalin)
- Beurteilung der lokalanaesthetischen Wirkung
- Komplikationen und ihre Behandlung

46 <u>Vorbereitung und Assistenz bei der Durchführung der Leitungsanaesthesie and der oberen Extremität</u> 2

(Blockade des Plexus brachialis, Plexus axillaris, Nervus ulnaris, Handwurzel, Finger)

Vorbereitung:
- Maßnahmen am Patienten vor Einleitung der Lokalanaesthesie (Lagerung, Fixation, venöser Zugang)
- Bereitstellung und Prüfung des Lokalanaesthetikums
- Bereitstellung und Prüfung des Instrumentariums

Nr.	Thema	Std
	Durchführung: - Auswahl des Lokalanaesthetikums und Dosierung (mit und ohne Adrenalin) - Beurteilung der lokalanaesthetischen Wirkung - Komplikationen und ihre Behandlung	
47	**Vorbereitung und Assistenz bei der Durchführung der Leitungsanaesthesie an der unteren Extremität** (Blockade des Nervus ischiadicus, Nervus femoralis, Nervus obturatorius, Nervus fibularis) Vorbereitung: - Maßnahmen am Patienten vor Einleitung der Lokalanaesthesie - Bereitstellung und Prüfung der Lokalanaesthetika und Adjuvantien - Bereitstellung und Prüfung des Instrumentariums Durchführung: - Auswahl und Dosierung des Lokalanaesthetikums (mit und ohne Adrenalin) - Beurteilung der lokalanaesthetischen Wirkung - Komplikationen und ihre Behandlung	2
48	**Vorbereitung und Assistenz bei der Durchführung von diagnostischen und therapeutischen Nervenblockaden** (Trigeminusblock, Okzipitalisblock, Subokzipitalisblock, Aurikularisblock, Stellatumblock) Vorbereitung: - Maßnahmen am Patienten vor Einleitung der Lokalanaesthesie - Bereitstellung und Prüfung der Lokalanaesthetika und Adjuvantien - Bereitstellung und Prüfung des Instrumentariums Durchführung: - Auswahl und Dosierung der Lokalanaesthetika (+ Phenol bzw. Alkohol) - Beurteilung des lokalanaesthetischen Effektes - Komplikationen und ihre Behandlung	2
49	**Vorbereitung und Assistenz bei der Durchführung von diagnostischen und therapeutischen Nervenblockaden** (Interkostalblock, Ganglion-Zöliakumblock, Paravertebralblock, Grenzstrangblock) Vorbereitung: - Maßnahmen am Patienten vor Einleitung der Lokalanaesthesie - Bereitstellung und Prüfung der Lokalanaesthetika und Adjuvantien - Bereitstellung und Prüfung des Instrumentariums Durchführung: - Auswahl und Dosierung der Lokalanaesthetika (+ Phenol bzw. Alkohol) - Beurteilung des lokalanaesthetischen Effektes - Komplikationen und ihre Behandlung	2

Anlage 5: Theoretischer Unterricht, Lehrplan-Stoffkatalog Anaesthesie

Nr.	Thema	Std
	Organisation der Blockadetherapie - Stationäre Patienten - Ambulante Patienten - Interdisziplinäre Zusammenarbeit	

50	Anaesthesiebedingte Störungen der Atemfunktion nach
	Äther-Mononarkosen
	Intravenösen Mononarkosen
	Kombinations-Narkosen
	    Äther-Chloräthyl
	        -Barbiturate
	        -Neuroleptika bzw. Ketamine
	        -mit und ohne Relaxantien
	    Lachgas-Barbiturate
	        -Neuroleptika bzw. Ketamine
	        -mit und ohne Relaxantien
	    Penthrane-Lachgas-Barbiturate
	        -barbituratfreie Anaesthetika
	        -mit und ohne Relaxantien
	    Halothan-Lachgas-Barbiturate
	        -barbituratfreie Anaesthetika
	        -mit und ohne Relaxantien
	    Neuroleptanalgesie und Neuroleptanaesthesie
	    Lachgas
	    Barbiturate
	    barbituratfreie Anaesthetika
	    mit und ohne Relaxantien
	Lokal- und Leitungsanaesthesie
		2

51	Anaesthesiebedingte Störungen der Herz-Kreislauffunktion nach
	Äther-Mononarkosen
	Intravenösen Mononarkosen
	Kombinations-Narkosen
	    Äther-Chloräthyl
	        -Barbiturate
	        -Neuroleptika bzw. Ketamine
	        -mit und ohne Relaxantien
	    Lachgas-Barbiturate
	        -Neuroleptika bzw. Ketamine
	        -mit und ohne Relaxantien
	    Penthrane-Lachgas-Barbiturate
	        -barbituratfreie Anaesthetika
	        -mit und ohne Relaxantien
	    Halothan-Lachgas-Barbiturate
	        -barbituratfreie Anaesthetika
	        -mit und ohne Relaxantien
	    Neuroleptanalgesie und Neuroleptanaesthesie
	    Lachgas
	    Barbiturate
	    barbituratfreie Anaesthetika
	    mit und ohne Relaxantien
	Lokal- und Leitungsanaesthesien
		2

Anlage 5: Theoretischer Unterricht, Lehrplan-Stoffkatalog Anaesthesie

Nr.	Thema	Std
52	**Operationsbedingte Störungen im Rahmen der anaesthesiologischen Nachbehandlung**	2

    a) Intrakranielle Eingriffe
- Protrahierte Beatmung
- Senkung des Hirndrucks
- Therapie des Hirnödems
- Normalisierung der Körpertemperatur

    b) Lungenchirurgische und herzchirurgische Eingriffe
- Handhabung der Thoraxdrainage
- Behandlung von Rhythmusstörungen
- Behandlung von Erregungsstörungen
- Behandlung der myokardialen Insuffizienz
- Behandlung der Stauungslunge
- Normalisierung des Kaliumhaushaltes
- Schmerzbehandlung (Interkostalblockade)

    c) Traumatologische und orthopädische Eingriffe
- Lagerung
- Handhabung der Extensionen

    d) Strumektomie
- Vorgehen bei Postikus-Parese
- Vorgehen bei Tracheomalazie
- Vorgehen bei thyreotoxischen Krisen

    e) Urologische Eingriffe
- Vorgehen bei intravasaler Einschwemmung
- Vorgehen bei Patienten mit Fibrinolyse
- Vorgehen bei Patienten mit immunosuppressiver Therapie

    f) Geburtshilflich gynäkologische Eingriffe
- Vorgehen bei der Eklampsie
- Vorgehen beim septischen Abort

    g) Eingriffe im Mund- und Halsbereich
- Entfernung der Rachentamponade
- Fremdkörper
- Verzögerte Extubation
- Kieferschienung

| 53 | **Infusionslösungen zur Deckung des Basisbedarfs in der prä-, intra- und postoperativen Phase** | 2 |

- Präoperativer Basisbedarf (Kinder und Erwachsene)
- Intraoperativer Bedarf an Wasser, Kolloiden und Elektrolyten (Eingriffe an der Körperoberfläche und in Körperhöhlen)
- Unmittelbar postoperativer Bedarf an Wasser, Kolloiden und Elektrolyten

| 54 | **Lösungen und Medikamente zur Behebung operationsbedingter Störungen des Endokriniums im Rahmen der anaesthesiologischen Nachbehandlung** | 2 |

    a) Adrenalektomie
- Vorgehen bei hypotensiven Krisen
- Medikamentöse Substitution

Anlage 5: Theoretischer Unterricht, Lehrplan-Stoffkatalog Anaesthesie

Nr.	Thema	Std
	b) Hypophysektomie - Medikamentöse Substitution - Pankreatektomie - Medikamentöse Substitution (einschließlich Diabetes mellitus)	
55	Reinigung und Desinfektion des Narkose- und Intensivtherapiezubehörs Methoden der Reinigung und Desinfektion für - Fußböden - Regale - Betten - Beatmungsgeräte - Narkosegeräte - Infusionsständer - Monitoren - Endotrachealtuben - Guedel-Tuben - Laryngoskopspatel - Bronchoskop - Masken - Ruben-Beutel - Vernebler - Absaugvorrichtungen - Magill-Zangen - Korn-Zangen Geräte zur Reinigung und Desinfektion - Spülmaschinen usw.	2
56	Testexamen über a) Lokale und Leitungsanaesthesie b) Behandlungs- und Überwachungsgeräte	2
57	Sterilisierung des Narkose- und Intensivtherapiezubehörs Methoden der Sterilisation - Dampfsterilisation - Heißluftsterilisation - Gassterilisation Chemische Methoden für - Standgefäße - Trommeln - Katheterstöpsel - Mundpflegebesteck Instrumentarium für Verbandswechsel - Trommeln und Standgefäße - Pflegesets - Instrumentensets - Gummi, Kunststoff, Glas, Metall - Beatmungs- und Narkosegeräte - Überwachungsgeräte Sterilisationsgeräte - Gassterilisator - Aseptor - UV-Lampe Vor- und Nachteile der zentralisierten und dezentralisierten Desinfektion und Sterilisation	2

Nr.	Thema	Std
58	**Hygiene und Sterilität bei der Anaesthesie und Intensivtherapie**	2

- Kopfbedeckung, Mundschutz, Kittel, Schuhe, Händedesinfektion
- Besondere Gefährdung durch parasitäre und bakterielle Infektionen (Hepatitis, Gasbrand, Echinococcus, Tuberkulose)
- Häufigste bakterielle Infektionen
- Reinigung des Behandlungsraumes
- Filtrierung und Absaugung von Narkosegasen bzw. -dämpfen
- Sterile Handhabung von Endotrachealkathetern, Infusionsbestecken, Transfusionsbestecken, Braunülen, Venenkathetern, Drainagen, Thoraxpunktionsbestecken, Blasenkathetern, Periduralkathetern und Paravertebralkathetern
- Sterile Handhabung der Augenpflege
- Sterile Handhabung der Tracheobronchialtoilette

59	**Information und Aufklärung des Patienten über anaesthesiologische Maßnahmen und ihre Komplikationsmöglichkeiten**	2

- Das geplante Anaesthesieverfahren
- Begründung unvermeidlicher Komplikationen im Zusammenhang mit dem Narkoseverfahren (Muskelschmerzen, Halsschmerzen, Heiserkeit usw.)
- Prämedikation, präoperative Flüssigkeits- und Nahrungskarenz
- Lagerung
- Einleitung der Narkose
- postoperativer Verlauf (z. B. Blasenkatheter)
- postoperativer Schmerz
- Atemtechnik

60	**Organisation des Anaesthesiedienstes**	2

- Materielle Ausstattung und personelle Versorgung des
    - Einleitungsraums
    - Operationssaals
    - Aufwachraums
- Technischer Dienst
- Spätdienst, Nachtdienst, Feiertagsdienst
- Weiterbildung

Anlage 6

Theoretischer Unterricht, Lehrplan-Stoffkatalog Intensivmedizin und Wiederbelebung

Nr.	Thema	Std
1	Sauerstoffaufnahme im menschlichen Organismus - Zusammensetzung der Atemluft - Alveoläre Ventilation - Diffusion von Sauerstoff ins Blut	2
2	Sauerstofftransport im menschlichen Organismus - Herzzeitvolumen - Hämoglobinkonzentration - Sauerstoffbindungsvermögen - Kapilläre Durchblutung - Sauerstoffbindungskurven (Sauerstoffaffinität)	2
3	Sauerstoffversorgung der Zelle und ihre Störungen - Diffusion aus dem Blut in die Zelle - Kroghscher Gewebszylinder - Sauerstoffverwertung und Endprodukte im oxydativen Stoffwechsel - Arterielle und venöse Hypoxie und Endprodukte des anaeroben Stoffwechsels	2
4	Praktisch wichtige Größen der Lungenventilation - Atemfrequenz - Atemhubvolumen - Totraumventilation - Alveoläre Ventilation - Hyper- und Hypoventilation - Inspiratorisches Reservevolumen - Expiratorisches Reservevolumen - Residualvolumen - Vitalkapazität - Totalkapazität - Compliance - Widerstände - Flow	2
5	Methoden und Geräte zur Kontrolle der Lungenventilation - Atemfrequenz - Spirometer - Totraum - Peakflowmeter - Uras - Vitalor/Vitalograph - Douglassack - Pneumotachograph - Manometer zur Messung des maximalen inspiratorischen und expiratorischen Druckes	2

Anlage 6: Theoretischer Unterricht, Lehrplan-Stoffkatalog Intensivmedizin und Wiederbelebung

Nr.	Thema	Std
	- Supersyringe nach Janney zur Messung der statischen Compliance	
6	**Meßgrößen und Meßmethoden zur Kontrolle der Sauerstoffaufnahme und Kohlensäureabgabe in der Lunge**	2
	- Blutgase und Analysengeräte (Astrup, Gascheck usw.) - Hämoglobinsättigung - Oxymeter - Lungen-Röntgenaufnahme - Lungenszintigraphie	
7	**Sauerstofftherapie**	2

	- Physikalische Grundlagen
	- Applikationsformen
	isobar
	  Nasensonde
	  Maske mit Reservoir
	  Einstellbare Maske
	  Trichter
	  Sauerstoff im halboffenen System
	  Sauerstoffzelt usw.
	hyperbar
	  Physikalisch gelöster Sauerstoff
	  Drucke und O_2-Mengen
	  Steuergrößen
	  Gefahren und Komplikationen
	  Geräte	

8	**Behandlungsmaßnahmen zur Behebung von Störungen des Gasaustausches in der Lunge als Folge von Lungenkompression, Verlegung des Tracheobronchialbaums und erhöhter Totraumventilation**	2
	- Thoraxpunktion / Thoraxdrainage - Pneumothoraxgerät - Bronchoskopie / Bronchialtoilette - Langzeitintubation - Tracheotomie	
9	**Krankengymnastische Maßnahmen zur Normalisierung der alveolären Ventilation**	2
	- Lagerung, Umlagerung, spezielle Lagerung - Thoraxvibrationsmassage - Hackung, Klatschungen des Thorax - Komprimieren des Thorax unter Vibration - Schütterungen, Erschütterungen des Thorax - Abhusten - Atembewegungen unter Führungswiderstand der Hände - Atembewegungen mit begleitenden Extremitätenbewegungen (passiv, aktiv bewegt, aktiv) - Zwerchfelltraining und Mobilisation - Schulung und Kräftigung der Atemmuskulatur - Thoraxmobilisation - Atemübungen mit dem Totraumvergrößerer - Atemgymnastik zur gezielten Belüftung unterbelüfteter Lungenbezirke und Anregung der Ventilation	

Anlage 6: Theoretischer Unterricht, Lehrplan-Stoffkatalog Intensivmedizin und Wiederbelebung

Nr.	Thema	Std
10	Die Methoden der künstlichen Beatmung	2

- Intermittierende Überdruckbeatmung
- Positiv-negative Druckbeatmung
- Wechseldruckbeatmung
- Positiv-endexpiratorische Druckbeatmung
- Kontinuierlich positiv-endexpiratorische Druckbeatmung
- Erhöhter Ausatemwiderstand
- Assistierte und kontrollierte Beatmung

11	Volumen- und Flow-gesteuerte Beatmungsgeräte	2

- Geräteaufbau
- Bedienung
- Therapeutische Anwendung

12	Druckgesteuerte Beatmungsgeräte	2

- Geräteaufbau
- Bedienung
- Therapeutische Anwendung

13	Beatmungsgeräte in der Pädiatrie	2

- Baby-Beatmungsbeutel
- Erwachsenen-Respiratoren mit adaptierten Kindersystemen
- Beatmungsgeräte zur ausschließlichen Anwendung bei Neugeborenen, Säuglingen und Kleinkindern (Aufbau, Bedienung, therapeutische Anwendung)

14	Allgemein pflegerische Maßnahmen bei der Beatmung	2

- Körperwäsche und Pflege
- Kopfwäsche und Pflege
- Fuß- und Nagelpflege
- Augen-, Mund-, Nasen- und Ohrenpflege
- Wiegen, Wäschewechsel
- Dekubitusprophylaxe

15	Pflegerisch-therapeutische Maßnahmen bei der Beatmung	2

- Lagerung
- Bronchialtoilette
- Verbandwechsel
- Durchführung der physikalischen Temperaturregulation (Erwärmung und Kühlung)
- Magensonde
- Kava-Katheter
- Blasen-Katheter
- Thorax-Drainage
- Sonstige Drainagen
- Sondenernährung

Anlage 6: Theoretischer Unterricht, Lehrplan-Stoffkatalog Intensivmedizin und Wiederbelebung

Nr.	Thema	Std
16	Allgemeine physio-therapeutische Maßnahmen während und nach Langzeitbeatmung	2

- Streichmassage der Extremitäten
- Hautreizgriffe und durchblutungsfördernde Massagegriffe
- Gesichtsmassage
- Passives Bewegen der Kiefergelenke
- Kreislauf- und Stoffwechselgymnastik
- Aktive Bewegungsübungen
- Mobilisation an der Bettkante
- Stand- und Gehversuche
- Belastungsversuche

17	Ausleitung und Rekonvaleszenz nach Langzeitbeatmung	2

- Ausleitung der Medikation
- Ausleitung der künstlichen Beatmung
- Psychologische Probleme

18	Die hämodynamische Bedeutung der Herzleistung	2

Schlagvolumen
- Diastole
- Diastolische Füllung (Diastolendauer, Venendruck, venöse Füllung, Vitien)
- Systole (Anspannungszeit, Austreibungszeit, Kontraktionskraft, Systolendauer, Blutdruck, Vitien)

Herzzeitvolumen (Herzfrequenz, kardiale Kompensation)
- Auswirkungen vegetativer und medikamentöser Einflüsse
- Auswirkungen von Änderungen im Elektrolyt- und Säure-Basen-Haushalt

19	Künstlicher Kreislauf	2

- Gegenpulsation
- Oxygenatoren
- Herz-Lungenmaschine (Koronarkreislauf, großer Kreislauf, Füllvolumina und Füllflüssigkeiten)
- Komplikationen der künstlichen Perfusion (Hämolyse, Kongestion)

20	Funktionelle Anatomie und Physiologie des Kreislaufs	2

Vasale Regulation der Durchblutung
(Vasokonstriktion, Vasodilatation, Vasomotion)
- Arteriolen
- Kapillaren
- Venolen
- Arterio-venöse Kurzschlüsse

Auswirkungen vegetativer und medikamentöser Einflüsse
(Alpha- und Beta-2-Rezeptoren)

Auswirkungen von Änderungen im Elektrolyt- und Säure-Basen-Haushalt

Anlage 6: Theoretischer Unterricht, Lehrplan-Stoffkatalog Intensivmedizin und Wiederbelebung

Nr.	Thema	Std
21	Durchblutungsgrößen der Teilkreisläufe	2

- Gehirn (Blutdruck, Schlagvolumen, pO_2, Autoregulation)
- Koronarkreislauf (Blutdruck, Stoffwechselvorgänge des Myokards)
- Lunge (Shuntdurchblutung, Säure-Basen-Haushalt, hydrostatische Drucke, Lungenödem)
- Niere (Blutvolumen, Blutdruck, pH, intrarenale Blutversorgung)
- Leber (zentrale Leberatrophie)
- Splanchnikusgebiet (Osmoregulation, ventrikuläre intestinale Blutungen)
- Haut- und Muskulatur (Körperkern- und Körperschalentemperatur)

22	Testexamen über	2

a) Atemfunktion

b) Kreislauffunktion

23	Die Bedeutung des Blutvolumens und der Blutvolumenzusammensetzung für die Durchblutung der Organe	2

- Plasmavolumen
- Erythrozytenvolumen
- Hämatokrit (Ganzkörperhämatokrit, kapillärer Hämatokrit, venöser Hämatokrit, Viskosität)
- Erythrozytenaggregation
- Thrombozytenaggregation
- Albuminkonzentration (Starling-Mechanismus)

24	Blutgerinnung - Fibrinolyse	2

- Vaskuläre plasmatische und zelluläre Faktoren
- Das hämostatische Gleichgewicht
- Klinische und Laboratoriumskontrolle der Hämostase und ihrer Störungen

25	Auswirkungen der intravasalen Gerinnung auf Gasaustausch und Mikrozirkulation und ihre Behandlung	2

- Thrombose, Embolie
- Disseminierte intravasale Gerinnung (Gasaustausch, Nierenfunktion)
- Substitutionstherapie bei Hämostasedefekten
- Medikamentöse (Heparin, Aspirin, Trasylol, Streptokinase usw.) und physikalische Therapie bei Hämostasedefekten

26	Bedarf an Wasser, Elektrolyten, Eiweiß und energiespendenden Substanzen (in Abhängigkeit vom Alter und der Erkrankung	2

- Tägliche Wasserverluste
- Tägliche Elektrolytverluste
- Täglicher Kalorienbedarf und Wärmehaushalt
- Täglicher Eiweißbedarf

Anlage 6: Theoretischer Unterricht, Lehrplan-Stoffkatalog Intensivmedizin und Wiederbelebung

Nr.	Thema	Std
27	<u>Ernährung des Patienten in der Intensivmedizin</u> - Sondenernährung - Parenterale Ernährung - Diätetik in der Rekonvaleszenz	
28	<u>Homöostatische Funktion der Niere</u> - Filtration - Rückresorption - Sekretion - Hormonelle Regulation der Nierenfunktion - Normale Ausscheidungsgrößen an Wasser und Elektrolyten	2
29	<u>Störungen des Wasser-, Natrium- und Kaliumhaushaltes</u> - Flüssigkeitsräume (Größe, Zusammensetzung) - Flüsskeitsaustausch zwischen den einzelnen Flüssigkeitsräumen (Isoosmose, Isovolämie, Isoionie, onkotischer Druck) - Hypo- und Hyperhydration - Hypo- und Hypernatriämie - Hypo- und Hyperkaliämie (Kaliumkapazität, Kaliumgehalt, Natriumpumpe, Säure-Basen-Haushalt, kardiale Störungen)	2
30	<u>Therapie der Störungen des Wasser-Natrium- und Kaliumhaushaltes</u> - Elektrolytfreie kristalloide Lösungen (Glukose, Laevulose, Sorbit, Xylit) - Elektrolythaltige Lösungen (Halbelektrolytlösungen, Vollelektrolytlösungen, Basislösungen, physiologische Kochsalzlösung, Nierenstarterlösungen) - Kaliumersatztherapie - Ionenaustauscher - Diuresefördernde Maßnahmen (Lasix, Diamox, Hydromedin, Alkohol, Pitressin, Osmotherapeutika)	2
31	<u>Säure-Basen-Gleichgewicht und seine Störungen</u> - Ursachen und Entstehung von Azidosen - Ursachen und Entstehung von Alkalosen - Puffersysteme - Kompensationsvorgänge bei Störungen des Säure-Basen-Haushaltes	2
32	<u>Therapie der metabolischen Störungen im Säure-Basen-Haushalt</u> - Infusion von alkalisierenden Substanzen - Infusion von ansäuernden Substanzen - Altersabhängige Dosierung von alkalisierenden und ansäuernden Substanzen - Absaugung von Magensaft	2

Anlage 6: Theoretischer Unterricht, Lehrplan-Stoffkatalog Intensivmedizin und Wiederbelebung

Nr.	Thema	Std
33	**Peritoneal- und Hämodialyse**	2
	- Instrumentarium	
	- Technik	
	- Assistenz	
	- Komplikationen	
34	**Testexamen über**	
	a) Nierenfunktion, Wasser-, Elektrolyt- und Säure-Basen-Haushalt	
	b) Wärme- und Energiehaushalt	2
35	**Grundbegriffe der Behandlung mit Antibiotika und Chemotherapeutika**	2
	- Wirkungsweisen	
	- Wirkungsmechanismen	
	- Wirkungsspektren	
	- Toxizität	
36	**Die häufigsten Gifte und ihre Wirkungsweisen**	2
	- Säuren und Laugen	
	- Fleckenmittel	
	- Pflanzenschutz- und Schädlingsbekämpfungsmittel	
	- Alkohol	
	- Kohlenmonoxyd	
	- Hypnotika, Sedativa, Psychopharmaka	
	- Pflanzliche und Schlangengifte	
37	**Allgemeine Verhaltensregeln bei Vergiftungen - kausale Soforttherapie**	2
	- Befragung, Anamnese	
	- Auslösen von Erbrechen, Magenspülung	
	- Giftabsorption, Passagebeschleunigung	
	- Antidot-Therapie (Dimercaprol, Homocysteinthiolacton, Calcium-Dinatrium-EDTA, D-Penicillamin, Desferrioxamin, Bemegrid, Levallorphan, Atropin, Oxime, Thionin, Natriumthiosulfat)	
38	**Erkennung und Behandlung von Vergiftungen mit Barbituraten, Alkylphosphaten und Kohlenmonoxyd in der Klinik**	2
	- Symptome	
	- Sofortmaßnahmen	
	- Spezielle Behandlungsmethoden (Medikamente, Infusionen, Schrittmacher, Beatmung, Sauerstoffüberdruckkammer, künstliche Niere)	

Anlage 6: Theoretischer Unterricht, Lehrplan-Stoffkatalog Intensivmedizin und Wiederbelebung

Nr.	Thema	Std
39	**Erkennung und Behandlung der endogenen Intoxikationen (Symptome, spezielle diagnostische und therapeutische Maßnahmen)** - Coma diabeticum - Coma hepaticum - Coma uraemicum - Thyreotoxische Krise - Eklampsie	2
40	**Ärztliche, krankengymnastische und pflegerische Therapiemaßnahmen bei der Tetanus-Erkrankung** - Immuntherapie - Sedierung - Relaxierung und künstliche Beatmung - Behandlungspflege (allgemeine Körperpflege, spezielle Körperpflege) - Krankengymnastische Maßnahmen während der Therapie und in der Rekonvaleszenz - Ernährung (Sonde, intravenöse Ernährung, Diät) - Fehler und Gefahren der Therapie	2
41	**Die Verbrennungskrankheit und ihre Erstbehandlung** - Art der Verbrennung - Grad der Verbrennung - Ausmaß der Verbrennung - Lokale Erstbehandlung - Perorale Flüssigkeitszufuhr - Infusionstherapie - Medikamentöse Therapie (Antibiotika, Analgetika, Tetanusprophylaxe)	2
42	**Pflegerische und krankengymnastische Maßnahmen bei der Verbrennungskrankheit** - Bäderbehandlung und Abbürsten - Klimatisierung - Lagerung (Verbrennungslaken, Wasserbett) - Sterilität - Spezielle lokale Behandlung (Nekrosenabtragung, Puder, Verbände) - Kontrakturbehandlung - Autologe Transplantation und Homoiotransplantation, heterologe Transplantation	2
43	**Spezielle Probleme der pflegerischen und krankengymnastischen Behandlung bei Polytraumatisierten** - Schädelhirntrauma - Thoraxtrauma (Bronchusabriß, Lungen- und Herzkontusion, Mediastinalemphysem usw.) - Bauchtrauma (Leber-, Milz- und Nierenruptur, Mesenterialabriß usw.) - Knochenfrakturen (Wirbel, Rippen, Sternum, Becken, Extremitäten, Fettembolie)	2

Anlage 6: Theoretischer Unterricht, Lehrplan-Stoffkatalog Intensivmedizin und Wiederbelebung

Nr.	Thema	Std
44	**Spezielle Gesichtspunkte der Intensivmedizin im ersten Lebensjahr**	2

- Frühgeburten, Neugeborene, Säuglinge
- Ausrüstung
- Methoden
- Besonderheiten

45	**Notfallversorgung außerhalb und innerhalb des Krankenhauses**	2

- Rettungsorganisationen
- Ausbildung im Rettungswesen im In- und Ausland (Helfer und Rettungssanitäter)
- Organisation des Rettungswesens (Boden, Luft)
- Krankentransportwagen, Rettungswagen, Notarztwagen, Rettungshubschrauber (Leitstelle, Gesamtorganisation)
- Kategorisierung der Krankenhäuser
- Notfallaufnahme im Krankenhaus
- Stellung der Intensivtherapie innerhalb der Notfallversorgung im Krankenhaus

46	**Testexamen über**	2

a) Beatmungstherapie

b) pflegerisch-therapeutische Maßnahmen

47	**Notfallrettung, Lagerung, Blutstillung, Schienung**	2

- Definition des Notfallpatienten
- Rettung (Rautekgriffe)
- Lagerungen (stabile Seitenlagerung, Schocklagerung, Lagerung bei Schädelhirntrauma, Gesichtsverletzungen, Wirbelsäulenverletzungen, Thoraxverletzungen und Erkrankungen, abdominellen Verletzungen und Erkrankungen)
- Blutstillung (Druckverband, Abdrücken, Kompressen, Abbinden, Abklemmen)
- Spezielle Methoden der Blutstillung bei arteriellen Blutungen
- Schienung bei Frakturen (Vakuummatratzen, Kammerschienen, Notschienung)

48	**Freimachen - Freihalten der Atemwege und Atemspende**	2

- Freimachen und Freihalten der Atemwege (Ausräumen und Absaugen des Mund-Rachenraumes, Esmarch'scher Handgriff, Überstrecken, Orotubus, Safar-Tubus, Guedel-Tubus, Wendel-Tubus, Notfallbronchoskop, Intubation, Verschluß des Pneumothorax, Punktion des Spannungspneumothorax)
- Beatmung [Mund zu Mund, Mund zu Nase, Maske und Tuben mit einfachen Geräten, (Luft, O_2)]

Anlage 6: Theoretischer Unterricht, Lehrplan-Stoffkatalog Intensivmedizin und Wiederbelebung

Nr.	Thema	Std
49	Schock: Erkennung und Überwachung	2

- Schockformen (hypovolämischer, kardiogener, anaphylaktischer, neurogener Schock)
- Diagnostische Kriterien (Aussehen, Blutdruck, Puls, Atemfrequenz, zentralvenöser Druck, stündliche Urinausscheidung, Körperkern- und Körperschalentemperatur, Labor, Verlaufskontrolle)

50	Maßnahmen, Mittel und Geräte bei der Schockbehandlung	2

- Kardiogener Schock
- Hypovolämischer Schock
- Anaphylaktischer Schock
- Neurogener Schock
- Reihenfolge der Maßnahmen

51	Kardiale und kardiopulmonale Wiederbelebung	2

- Ursachen und Formen des Herz-Kreislaufstillstandes
- Symptome des Herzkreislaufstillstandes
- Sofortmaßnahmen (Lagerung, Beatmung, extrathorakale Herzmassage mit ein und zwei Helfern)
- Medikamentöse Herzwiederbelebung (Xylocain, Atropin, Alupent, Adrenalin, Calcium, intrakardiale Injektion)
- Infusionen (Bikarbonat, Tham)
- Kreislaufwirksame Arrhythmien (Bulbus- und Karotisdruck, Beta-Blocker, Kardioversion)
- Behandlung des hypo- und hyperkaliämischen Herzstillstandes (Infusion, Medikamente, Instrumente)
- Herzbeuteltamponade (Punktion)
- Geräte (Defibrillator, Schrittmacher)

52	Besonderheiten der Notfallversorgung im Kindesalter	2

- Anatomische und physiologische Besonderheiten beim Neugeborenen, Säugling und Kleinkind
- Dosierung von Medikamenten und Infusionen
- Besondere Techniken
- Besonderes Instrumentarium
- Die primäre Reanimation des Neugeborenen
- Der Intensivkreißsaal

53	Anleitung zur Übung der Notfallrettung, Lagerung, Blutstillung und Schienung	2

- Erläuterungen zur Handhabung der einzelnen Methoden und Hilfsmittel zur Rettung, Lagerung, Blutstillung und Schienung

54	Klausurarbeit	2

Anlage 6: Theoretischer Unterricht, Lehrplan-Stoffkatalog Intensivmedizin und Wiederbelebung

Nr.	Thema	Std
55	Anleitung zur Übung der pulmonalen Wiederbelebung an Phantomen und der Bedienung von Hilfsgeräten	2

- Freimachen und Freihalten der Atemwege ohne Hilfsmittel
- Anwendung von Tuben, Intubation, Bronchoskop
- Beatmung (ohne und mit Hilfsmitteln und Geräten)
- Pneunadeln, Pneugerät

| 56 | Anleitung zur Übung der kardialen und kardio-pulmonalen Wiederbelebung an Phantomen und der Bedienung von Hilfsgeräten | 2 |

- Atemspende, Herzmassage mit einem und zwei Helfern
- Bedienung des Visicards, Defibrillators und Schrittmachers
- Pathologische EKG-Kurven
- Auswahl von Medikamenten und Infusionen

| 57 | Bauliche Voraussetzungen für die Intensivmedizin | 2 |

- Bauvolumen (Betteneinheit, Nebenräume, Personalräume, Schleusen, Gehwege, Transportwege, Bodenfreiheit, Leitfähigkeit)
- Klimatisierung
- Elektrische und Gasanschlüsse, Schienensysteme
- Kommunikationssysteme (Sichtfenster, Gegensprechanlagen, zentrale Rückmeldung, Fernsehen)
- Vorratsräume (Medikamente, Infusionen, Wäsche, mechanische Geräte, elektrische und elektronische Geräte, Reparaturen)
- Sekretariat, Archiv

| 58 | Apparative und medikamentöse Bevorratung | 2 |

- Diagnostische Geräte
  Taschenlampe, Reflexhammer, Stethoskop, Augenspiegel, Kehlkopfspiegel, Nasenspiegel, Ohrenspiegel, Blutdruckapparat, EKG-Gerät mit Einfach- und Vierfachschreiber
  Herzzeitvolumenmeßgerät
  Venotonometer, Thoraxschublehre
  Blutige Blutdruckmessung
  Wright-Spirometer, Peak-Flow-Meter, Uras
  Rückatmungsbeutel, Vitalograph, Manometer
  Bronchoskop
  Transportables Röntgengerät und Bildwandler
  Kardioskop, Thermometer
  Anzeigeninstrument für Atemfrequenz und Pulsfrequenz
  EEG, Bettwaage, Geräte für Krankentransport usw.

- Therapeutische Geräte
  Beatmungsgeräte (volumen-, zeit-, flow-, druckgesteuert)
  Defibrillatoren und Schrittmacher
  Inhalatoren, Infusions- und Injektionspumpen
  Vibratoren, Dekubitusmatratze, Wärme- und Kühlmatten
  Pneunadel, Pneugerät
  Absaugvorrichtung, Gasmeßgeräte
  Notfallbesteck, therapeutische Sets usw.

Anlage 6: Theoretischer Unterricht, Lehrplan-Stoffkatalog Intensivmedizin und Wiederbelebung

Nr.	Thema	Std
	– Medikamente und Infusionslösungen Kardiaka, Sympathikomimetika, Sympathikolytika, Alpha- und Betablocker, Beta-Stimulatoren Antiarrhythmika Analgetika, Hypnotika, Tranquilizer Intravenöse Anaesthetika, Lokalanaesthetika Relaxantien Kortikosteroide, Spirolacton, Diuretika Antihistaminika, Chemotherapeutika, Antibiotika Insulin Volumenersatzmittel, Aminosäurelösungen, Kohlen- hydratlösungen Elektrolytlösungen, Fettemulsionen, Elektrolyt- konzentrate Ansäuernde und alkalisierende Lösungen Pflegemittel (Zinkpaste, Franzbranntwein, Hexoral, Borwasser, Paraffinöl usw.) – Notfall-Labor Blutgasanalysengerät, Oxymeter Flammenphotometer, Chloridmeter, Osmometer Photometer, Hämatokritzentrifuge Ery-, Leuko- und Thrombozytenzählgerät Blutvolumenmeßgerät Geräte zur Erfassung der wichtigsten Gerinnungs- parameter – Raumpflegegeräte – Desinfektionsgeräte – Küchengeräte	
59	Personelle Besetzung der Intensivmedizin – Personelle Probleme Raumpflegerinnen Hol- und Bringedienst Pflegehelfer/Helferinnen Schwestern/Pfleger Fachschwestern/Pfleger Krankengymnastinnen MTAs Röntgenassistentinnen Techniker Sekretärinnen Ärzte	2
60	Organisatorische und psychologische Probleme in der Intensivmedizin – Ver- und Entsorgung der Station Geräte Infusionen Medikamente Sterilgut Reparaturen Aufgaben des Sekretrariats Aufgaben der Schwestern Aufgaben der Techniker Aufgaben der Ärzte	2

Anlage 6: Theoretischer Unterricht, Lehrplan-Stoffkatalog Intensivmedizin und Wiederbelebung

Nr.	Thema	Std

- Patientenauswahl
- Patientenaufnahme und Einleitung der Therapie
- Einrichtung der Behandlungsplätze (Bett, Geräte, Medikamente, Infusionslösungen, Formulare, Labormaterial usw.)
- Ausleitung der Therapie
- Rekonvaleszenz
- Überleitung des Patienten auf Wach- und Normalstationen, Entlassung, Tod
- Dienstregelung (Außendienst, Innendienst, Schichtdienst)
- Patientenübergabe
- Schriftliche Verordnungen (behandelnder Arzt, Konsiliardienst)
- Organisatorische Gesichtspunkte der krankengymnastischen Versorgung
- Organisatorische Gesichtspunkte der ärztlichen Versorgung
- Organisatorische Gesichtspunkte der Laborversorgung
- Psychologische Probleme
  Patient (Behandlungsphase, Rekonvaleszenzphase)
  Angehörige
  Konsiliarien
  Schwestern, Fachschwestern, Lernschwestern/Pfleger
  Krankengymnastinnen
  Ärztliches Personal
  Verwaltung

Anlage 7

Praktische Unterweisung, Lehrplan-Stoffkatalog
Anaesthesie

Themen-gruppe	Thema	Std
1.	Einrichtung der Einleitungsräume/Aufwachraum, Einrichtung der Op-Räume, Desinfektion/Sterilisation, allgemeine Organisations- und Ausbildungsrichtlinien	9

- Einrichtung
  Medikamente/Giftbücher, Infusionen, Blutaufbewahrung/-erwärmung, Notbestecke, Intubationssets, Tuben, Spritzen, Kanülen, Ausstattung des Narkosewagens, Narkosegeräte, Narkosezubehör, Gasanschlüsse, elektrische Anschlüsse, Absaugung von Narkosegasen, Überwachungsanlagen
- Desinfektion/Sterilisation
  Entnahme von sterilem, Abwurf von gebrauchtem Material, Spülautomat, Gassterilisation, Aseptor
- Allgemeine Organisations- und Verhaltensregeln
  Funktionsablauf im Bereich des Einleitungs-, Operations- und Ausleitungsraumes, Verhalten bei der Narkoseeinleitung, Aufgaben während des Transportes und der Lagerung, Verhaltensregeln im sterilen Bereich, Informationen über die Gesamtorganisation

2.	<u>Testat über</u> Organisatorische Aufgaben in der Anaesthesie	1
3.	<u>Zubehör und Geräte zur Intubation und ihre Handhabung</u>	18

- Tubustypen: Magill, Kuhn, Woodbridge, Oxford, Portex, Spezialtuben
- Spezielle Anwendungsgebiete, Vor- und Nachteile
- Auswahl der Tuben nach Durchmesser und Länge
- Prüfung auf Durchgängigkeit des Tubus und Dichtigkeit der Blockermanschette
- Führungsstäbe: Auswahl, Handhabung
- Intubationsset: Zusammensetzung für Erwachsene und Kinder
- Laryngoskope:
  Typen und Spatelformen, Funktionskontrolle, Wartung, Reinigung, Desinfektion, Sterilisation
- Hilfsmittel zur Intubation:
  Spray, Gel, Fixationsmaterial
- Funktionsgerechte Bereitstellung des Intubationssets und des Zubehörs

Anlage 7: Praktische Unterweisung, Lehrplan-Stoffkatalog Anaesthesie

Themen-gruppe	Thema	Std
4.	**Testat über** Desinfektion und Sterilisation von Geräten	1
5.	**Narkosegeräte: Aufbau, Zubehör, Hilfsgeräte, Handhabung, Funktionskontrolle** - Gaszufuhr: Wandanschluß, Reserveflaschen, Absaugvorrichtung - Bakterienfilter, Filter für Narkosegase und -dämpfe, Absaugvorrichtung für Narkosegase und -dämpfe - Aufbau und Zusammensetzung des Kreissystems Richtungsventile, Ablaßventil, Überdruckventil, Volumeter, Manometer, Absorber, Reservoirbeutel, Schläuche, Ansatzstücke - Verdampfer für Narkosemittel - Zusammensetzung des Narkosegerätes für Systeme mit vollständiger und teilweiser Rückatmung, ohne Rückatmung (Funktion des Reservoirs und der Frischgaszufuhr) - Vorbereitung des Narkosegerätes für Narkosen im Säuglings- und Kleinkindesalter - Umgang mit Gasflaschen, Reserveflaschen - Prüfung der Dichtigkeit des Narkosesystems - Prüfung der Funktion des Verdampfers - Einrichtung zur manuellen Beatmung - Auswahl und Bereitstellung von Beatmungsgeräten für die Narkose: druckgesteuerte, volumen- zeitgesteuerte, flowgesteuerte Geräte	38
6.	**Testat über** Narkosesysteme und Narkosegeräte	4
7.	**Überwachungs- und Behandlungsgeräte für die Narkose: Aufbau, Zubehör, Handhabung, Funktionskontrolle** - Visicard, EKG, Defibrillatoren, Uras, elektronische Überwachungsgeräte, blutige und unblutige Blutdruckmessung, Pulsmonitoren, Thermometer, Wärmematten - Kühlmatten, Bluterwärmer, Rollerpumpen und andere Techniken der Schnelltransfusion	18
8.	**Testat über** a) Überwachung der Atemfunktion b) Überwachung der Kreislauffunktion	2

Anlage 7: Praktische Unterweisung, Lehrplan-Stoffkatalog Anaesthesie

Themen-gruppe	Thema	Std
9.	Vorbereitung und Assistenz bei der Katheterisierung und Freilegung von Gefäßen, Tracheotomie	18

- Instrumentarium und Sets
- Hilfsmittel
  Anaesthesiemittel, sonstige Medikamente, Desinfektionsmittel, Kontrastmittel
- Auswahl von Kathetern und Trachealkanülen
- Asepsis bei der Handhabung von Kathetern, Geräten und Instrumenten
- Vorbereitung in Abhängigkeit von dem geplanten Eingriff
- Vorbereitung und Lagerung der Patienten in Abhängigkeit von dem geplanten Eingriff
- Assistenz bei der Durchführung der einzelnen Eingriffe
- Überwachung des Patienten während des Eingriffes
- Kontrolle der Lage von Gefäßkathetern und Trachealkanülen
- Instrumente, Geräte und Maßnahmen zur Vorbereitung und Behebung von Komplikationen während der einzelnen Eingriffe

10.	Testat über	2

a) Vorbereitung und Assistenz bei der Freilegung und Katheterisierung von Venen und Arterien

b) Vorbereitung und Assistenz bei der Durchführung der Tracheotomie

11.	Injektion, Infusion, Transfusion	18

- Asepsis bei der Handhabung von Kanülen und Spritzen
- Desinfektion bei der Durchführung von Injektionen - Desinfektionsmittel
- Auswahl von Kanülen und Spritzen für die Narkoseadjuvantien und Medikamente
- Konzentration, Verdünnung und Menge der benötigten Narkoseadjuvantien und Medikamente
- Zusammenstellung der Injektionssets
- Bereitstellung des Zubehörs
- Infusionen
  Auswahl der Infusionslösungen, Entnahme und Handhabung des Infusionssystems, Kombination von Infusionslösungen mit Zusätzen, Beschriftung der Infusionsflaschen, Infusionsgeschwindigkeit
- Transfusionen
  Bestellung, Kontrolle, Aufbewahrung von Blut und Blutderivaten, Erwärmung von Blutkonserven, Rückgabe nicht benutzter Konserven, Vorbereitung und Durchführung einer Überdrucktransfusion, Dosiereinrichtungen für Säuglinge und Kleinkinder, Gefahren und Komplikationen bei der Durchführung von In- und Transfusionen

Anlage 7: Praktische Unterweisung, Lehrplan-Stoffkatalog Anaesthesie

Themen-Gruppe	Thema	Std
12.	Testat über a) Injektionen, Katheter, Infusionen b) Bluttransfusionen	2

13.	Maßnahmen, Mittel und Geräte zur Narkosevorbereitung des Patienten
	- Prämedikation
	  Bereitstellung der erforderlichen Unterlagen (Krankengeschichte, Überwachungsbogen der Station, Röntgenbefunde und -bilder, Laboratoriumsbefunde)
	  Bereitstellung der erforderlichen Geräte (Blutdruckmeßgerät, Stethoskop, EKG-Einfachschreiber usw.)
	- Kontrolle des Patienten vor der Narkose
	  Identitätskontrolle, Nüchternheit, Prothesen, Schmuck, Nagellack, Sauberkeit, Blasen- und Darmentleerung, Kleidung, Kopfbedeckung, Kontrolle der Blutgruppe und der Blutbestellung, Kontrollen in Verbindung mit dem operativen Eingriff, Kontrolle der Zeit und der Dosierung der Prämedikation, Vergleich der Kontrollgrößen der Atmung und des Kreislaufs mit denen des Vortages
		9

14.	Narkoseprotokoll, Lagerung des Patienten, Überwachung bei der Einleitung der Narkose
	- Narkoseprotokoll
	  sachgerechte Handhabung, Ausfüllung und Abschluß, Abkürzungen, Zeichenerklärungen
	- Lagerung zur Narkose und Operation
	  spezielle Lagerungsform in Abhängigkeit von dem operativen Eingriff, Gefahren und Komplikationen der einzelnen Lagerungen, Mittel und Methoden zur Vorbeugung von Komplikationen durch Lagerung
	- Überwachung und Kontrolle der Atmung, des Kreislaufes und der Medikation unmittelbar nach der Narkoseeinleitung und Intubation sowie unmittelbar nach der Umlagerung auf dem Operationstisch
	- Hilfsgeräte und Handhabung von Hilfsgeräten für den Transport von Patienten aus den Einleitungsräumen in den Operationsraum
		18

15.	Testat über Dokumentation und Protokollführung in der Anaesthesie	3

Anlage 7: Praktische Unterweisung, Lehrplan-Stoffkatalog Anaesthesie

Themen-gruppe	Thema	Std
16.	**Vorbereitung und Durchführung von intravenösen Mononarkosen**	9

- Prüfung, Bereitstellung und Dosierung der Narkosemittel in Abhängigkeit von der geplanten Narkose
- Maßnahmen am Patienten vor Einleitung der Narkose
- Verabreichung der einzelnen Narkosemittel
- Überwachung des Narkoseverlaufes in Verbindung mit dem einzelnen Narkosemittel
- zu erwartende Reaktion von Seiten der Atmung und des Kreislaufes in Abhängigkeit von einzelnen verabreichten Narkosemitteln
- Instrumente, Geräte und Maßnahmen zur Vorbeugung und Behebung von Komplikationen
- Maßnahmen und Verordnungen nach Ausleitung der Narkose

17.	**Testat über** Vorbereitung und Durchführung von Injektionsanaesthesien	2
18.	**Maskenbeatmung und Intubation**	18

- Auswahl der Masken
- Aufsetzen und Halten der Maske
- Frischgaszufuhr
- Technik, Fehler und Gefahren der Beatmung über die Maske
- Auswahl der Endotrachealtuben
- Vorbereitung zur Relaxierung
- Assistenz bei der Intubation:
  Blockung der Manschette, Beatmung, Kontrolle der Belüftung, Einführung, Fixierung und Kontrolle der Magensonde, Einführung des Guedel-Tubus, Fixierung von Endotrachealtubus, Guedel-Tubus und Magensonde
- Schutz der Augen:
  Augensalbe, Abdecken der Augen
- Transport in den Operationssaal:
  Vorbereitung, Beatmung, Transport von Infusionslösungen, Medikamenten, Geräten und Zubehör, Anschluß an das Narkosegerät im Operationssaal

19.	**Vorbereitung, Einleitung und Durchführung von Kombinationsnarkosen mit Inhalationsnarkotika**	24

- Prüfung, Bereitstellung und Dosierung der Narkosemittel in Abhängigkeit von der geplanten Narkose
- Maßnahmen am Patienten vor Einleitung der Narkose
- Verabreichung der einzelnen Narkosemittel
- Überwachung des Narkoseverlaufes in Verbindung mit dem einzelnen Narkosemittel
- Zu erwartende Reaktion von Seiten der Atmung und des Kreislaufes in Abhängigkeit von einzelnen verabreichten Narkosemitteln

Anlage 7: Praktische Unterweisung, Lehrplan-Stoffkatalog Anaesthesie

Themen-gruppe	Thema	Std
	- Instrumente, Geräte und Maßnahmen zur Vorbeugung und Behebung von Komplikationen - Maßnahmen und Verordnungen nach Ausleitung der Narkose	
20.	<u>Vorbereitung, Einleitung und Durchführung der Neuroleptanalgesie und -anaesthesie</u> - Prüfung, Bereitstellung und Dosierung der einzelnen Mittel - Maßnahmen am Patienten vor Einleitung der Anaesthesie - Verabreichung der einzelnen Mittel - Überwachung des Anaesthesieverlaufes - Zu erwartende Reaktion von Seiten der Atmung und des Kreislaufes in Abhängigkeit von einzelnen verabreichten Anaesthesiemitteln - Instrumente, Geräte und Maßnahmen zur Vorbeugung und Behebung von Komplikationen - Maßnahmen und Verordnungen nach Ausleitung der Anaesthesie	9

21.	<u>Spezielle Probleme der Narkose bei diagnostischen und therapeutischen Eingriffen in den poliklinischen Bereichen</u>
	- Spezielle Gesichtspunkte zur Beurteilung der Ausgangssituation
	- Lagerungen:
	  Aufgaben, Gefahren, Komplikationen
	- Infusions- und Transfusionstherapie:
	  voraussichtliche Flüssigkeits- und Blutverluste
	- Spezielle Medikation in Abhängigkeit von der Grundkrankheit und dem operativen Eingriff
	- Handhabung von speziellem Zubehör und Geräten
	- Spezielle Verordnungen zur Prophylaxe und Behandlung zu erwartender postoperativer Komplikationen
	- Gesichtspunkte für die Entlassung nach ambulanten Anaesthesien:
	  Transportfähigkeit, Gehfähigkeit, Verkehrstüchtigkeit
		9

22.	<u>Spezielle Probleme der Narkose bei diagnostischen und therapeutischen Eingriffen in den operativen Fächern außerhalb der Allgemeinchirurgie</u>
	- Spezielle Gesichtspunkte zur Beurteilung der Ausgangssituation
	- Lagerungen:
	  Aufgaben, Gefahren, Komplikationen
	- Infusions- und Transfusionstherapie:
	  voraussichtliche Flüssigkeits- und Blutverluste
	- Spezielle Medikation in Abhängigkeit von der Grundkrankheit und dem operativen Eingriff
	- Handhabung von speziellem Zubehör und Geräten
	- Spezielle Verordnungen zur Prophylaxe und Behandlung zu erwartender postoperativer Komplikationen
		18

Anlage 7: Praktische Unterweisung, Lehrplan-Stoffkatalog Anaesthesie

Themen-gruppe	Thema	Std
23.	Spezielle Probleme der Narkose bei diagnostischen und therapeutischen Eingriffen in der konservativen Medizin	10

- Spezielle Gesichtspunkte zur Beurteilung der Ausgangssituation
- Lagerungen:
    Aufgaben, Gefahren, Komplikationen
- Infusions- und Transfusionstherapie:
    voraussichtliche Flüssigkeits- und Blutverluste
- Spezielle Medikation in Abhängigkeit von der Grundkrankheit und dem operativen Eingriff
- Handhabung von speziellem Zubehör und Geräten
- Spezielle Verordnungen zur Prophylaxe und Behandlung zu erwartender postoperativer Komplikationen

24.	Narkose bei Säuglingen und Kleinkindern	18

- Kanülen, Spritzen, Infusionsgeräte
- Masken, Tuben, Laryngoskope
- Narkosesysteme
- Maßnahmen und Geräte zur Kontrolle und Konstanthaltung der Körpertemperatur
- Überwachungsgeräte:
    Präkordiales Stethoskop, Oesophagusstethoskop, Blutdruckmanschetten, sonstige Überwachungsgeräte
- Frischgaszufuhr, Dosierung von Narkosemitteln, Narkosedämpfen und -gasen
- Spontanatmung, assistierte und kontrollierte Beatmung
- Narkoseausleitung
- Vorbereitung des Inkubators

25.	Testat über Vorbereitung und Durchführung von Inhalations- und Kombinationsanaesthesien	10

26.	Lokal- und Leitungsanaesthesie: Instrumentarium, Medikamente und Zubehör, Vorbereitung und Zusammenstellung der Sets für die vorgesehene Methode	10

- Einrichtung des Raumes
- Bevorratung:
    Lokalanaesthetika, Medikamente, Infusionen, Abdecktücher, Braunülen, Spritzen, Katheter und Zusatzgeräte
- Bereitstellung von diagnostischen Geräten, Überwachungs-, Therapie- und Kontrollgeräten
- Auswahl des Instrumentariums, der Mittel, der Hilfsmittel und der Geräte für die Durchführung von:
    Schleimhaut- und Infiltrationsanaesthesie, Spinal-, Peridural- und Sakralanaesthesie, Leitungsanaesthesie an der oberen Extremität, Leitungsanaesthesie an der unteren Extremität, sowie diagnostischen, therapeutischen und prognostischen Nervenblockaden

Anlage 7: Praktische Unterweisung, Lehrplan-Stoffkatalog Anaesthesie

Themen-gruppe	Thema	Std
	- Vorbereitung des sterilen und unsterilen Tisches	
27.	**Lokal- und Leitungsanaesthesie: Vorbereitung und Lagerung des Patienten, Assistenz und Überwachung**	10
	- Psychische Vorbereitung und Prämedikation - Lagerung des Patienten für die Durchführung von: Schleimhaut- und Infiltrationsanaesthesien, Spinal-, Peridural- und Sakralanaesthesien, Leitungsanaesthesien an der oberen Extremität, Leitungsanaesthesien an der unteren Extremität, sowie diagnostischen, therapeutischen und prognostischen Nervenblockaden - Reinigung, Desinfektion und Abdecken der Haut - Reinigungs- und Desinfektionsmittel, Abdecktücher - Assistenz bei der Durchführung von: Schleimhaut- und Infiltrationsanaesthesien, Spinal-, Peridural- und Sakralanaesthesien, Leitungsanaesthesien an der oberen Extremität, Leitungsanaesthesien an der unteren Extremität, sowie diagnostischen, therapeutischen und prognostischen Nervenblockaden - Überwachung und Kontrolle der Atmung, der Herzkreislauffunktion, der Infusionstherapie, sowie des lokalanaesthetischen Effektes - Maßnahmen zur Vermeidung und Behebung von Komplikationen - Versorgung der Punktionsstellen - Besondere Gesichtspunkte der Protokollführung bei Lokal- und Leitungsanaesthesien	
28.	**Testat über** Vorbereitung und Durchführung von Regionalanaesthesien	2
29.	**Postanaesthesiologische Überwachung im Aufwachraum**	9
	- Übergabe des Patienten - Durchsicht und Auswertung der Narkoseunterlagen - Kontrolle der Bewußtseinslage, der Atmung, der Herz-Kreislauffunktion, der Nachwirkungen von Anaesthetika und Relaxantien - Anwendung von Antidots - Überprüfung bestimmter Funktionen nach speziellen Eingriffen (z. B. Phonation, Extremitätenbewegungen usw.) - Überprüfung von Drainagen und Ableitungen - Durchführung der postoperativen Anordnungen (Lagerung, Medikation, Infusion usw.) - Postoperative Sedierung und Schmerzbekämpfung - Weiterleitung des Patienten auf die Stationen	
30.	**Testat über** Funktion des Einleitungs- und Ausleitungsraumes	2

Anlage 8

Praktische Unterweisung, Lehrplan-Stoffkatalog
Intensivpflege und Wiederbelebung

Themen- gruppe	Thema	Std
1.	**Einrichtung, Hygiene, Organisation**	18
	- Einrichtung des Patientenzimmers 　Notbesteck, Medikamente, Infusionen, steri- 　les Material, Pflegematerial, Geräte - Einrichtung der Station 　Pflegematerial, Medikamente, Infusionen, 　Gifte, Giftbücher, steriles Material, Geräte 　und Hilfsmittel - Hygiene, Asepsis, Antisepsis 　Desinfektions- und Sterilisationsmethoden, 　Infektionsquellen, laufende Desinfektion, 　Schlußdesinfektion - Organisation der Patientenversorgung und der 　Funktionsdienste 　ärztlicher Dienst: Tag/Nacht/Konsiliarvisiten, 　Aufgaben der Pflegegruppen, Aufgaben der Sta- 　tionsführung, Aufgaben anderer Berufsgruppen, 　Aufnahme, Verlegung, Entlassung, Tod eines 　Patienten, Besuch von Angehörigen, spezielle 　Anforderungen in der Intensivtherapie bezüg- 　lich der Patientenversorgung und der Aus- und 　Weiterbildung	
2.	**Dokumentation - Funktionsablauf**	9
	- Überwachungsbogen - sachgerechte Registrierung 　bezüglich: 　　physikalischer Therapie, Beatmung, Blutdruck, 　　Puls, zentralem Venendruck, Temperatur, Durch- 　　schnittstemperatur, 24 Std - Ausfuhr/Gewicht, 　　Sonden: Zufuhr/Ausfuhr, diagnostische, thera- 　　peutische, pflegerische Maßnahmen, Injektionen, 　　Infusionen, besondere Vermerke, Beschriftung 　　und Aufkleben der Laborbefunde und EKG-Streifen - Spezielle Pläne und Formulare 　Zeit-/Pflegeplan, Injektionsplan, Laborplan, 　Laborscheine, Konsiliarbogen, ärztlicher The- 　rapieplan, Formular für spezielle Anmerkungen - Dienstübernahme/Dienstübergabe 　Information über den gesamten Krankheits- und 　Therapieverlauf	
3.	**Testat über** 　a) Organisatorische Aufgaben in der Intensivtherapie 　b) Dokumentation und Protokollführung in der Inten- 　　sivtherapie	2

Anlage 8: Praktische Unterweisung, Lehrplan-Stoffkatalog Intensivpflege und Wiederbelebung

Themen-gruppe	Thema	Std
4.	**Bedienung, Wartung, Desinfektion und Sterilisation verschiedener Beatmungsgeräte und des Zubehörs**	18

- Forderungen an den Respirator
  Verhalten der beiden spezifischen Gerätetypen bei veränderter Beatmungssituation, Unterschiede bezüglich der Überwachung der Gerätetypen und deren Beatmungsmöglichkeiten
- Volumen-zeitgesteuerte Geräte, z. B. Engström-Respirator
  Einschaltung/Ausschaltung, Frequenzeinstellung, Druckumstellung, O_2-Zufuhr, Volumen-Einstellung, Ventile, Druckmanometer (für Gerät und Patientenkreis)
  Einstellung: manuell/automatisch, Volumenkontrolle, Anfeuchtung, Sterilisation/Desinfektion, periodische Überwachung, Wartung, Funktionskontrolle vor Patienten-Anschluß, Einstellung vor Patienten-Anschluß
- Flow-gesteuerte Geräte, z. B. Servo-Ventilator
  Einschaltung/Ausschaltung, Einstellung, Volumenkontrolle, Druckkontrolle, O_2-Zufuhr, Sterilisation/Desinfektion, periodische Überwachung, Wartung, Funktionskontrolle vor Patienten-Anschluß, Einstellung vor Patienten-Anschluß
- Druckgesteuerte Geräte, z. B. Bird
  Inspirationsdruck, Gasmischung, Begrenzung der Apnoe-Zeit, Empfindlichkeitseinstellung (Sensitivity), Gasströmungsgeschwindigkeit (Flow), Ventile, Vernebler
- Druckgesteuerte Geräte, z. B. Bennett
  Inspirationsdruck, Gasmischung, Frequenz, Ein- und Ausatmungsverhältnis, Anfeuchtung, negativer Druck, Empfindlichkeit, Durchströmungsgrenzwert, Spitzenflow, Manometer
- Desinfektion und Sterilisation für Bird und Bennett, Wartung und Funktionskontrolle

5.	**Testat über**	
	a) Zeit- und volumengesteuerte Beatmungsgeräte	
	b) Druckgesteuerte Beatmungsgeräte	4
6.	**Klinische und apparative Überwachung des Patienten**	18

- Puls
  peripher, kapillar, zentral, fortlaufende Registrierung
- Blutdruck
  unblutig: arteriell, venös
  blutig: arteriell, venös
  Bestimmung des Nullpunktes, fortlaufende Registrierung
- EKG
  Extremitäten-Ableitungen, Brustwand-Ableitungen, spezielle Ableitungen, fortlaufende Registrierung

Anlage 8: Praktische Unterweisung, Lehrplan-Stoffkatalog Intensivpflege und Wiederbelebung

Themen-gruppe	Thema	Std

	- Temperatur
	  Körperschale = Haut/axillar,
	  Körperkern = rektal/Oesophagus,
	  Gänsehaut, Muskelzittern, Schwitzen, periphere Gefäßerweiterung, Umgebungstemperatur
	- Atmung
	  Atmungsvolumen, Frequenz, Minutenvolumen, Totraumventilation, Inspirations-/Expirationszeit, Vitalkapazität, Peak-Flow, dynamische Compliance, Orthopnoe, Dyspnoe/Atemhilfsmuskulatur, Apnoe
	- Atemtypen
	  stridoröse, paradoxe, inverse, kußmaulsche, cheyne-stokessche, biotsche Atmung, Seufzeratmung, Schnappatmung
	- Farbe der Haut und Schleimhäute	

7.	Grundpflege des Patienten	9

	- Bett/Spezialbett
	  korrekte Herrichtung, Bedienungs- und Einstellungsmöglichkeiten, Besonderheiten bezüglich: Herzmassage/Röntgen/Wiegen/Notintubation
	- Körperpflege
	  Ganzwäsche, Haarwäsche/-pflege, Augen-, Mund-, Nasen-, Ohren-, Nagel-, Fußpflege, Dekubitusprophylaxe und -pflege, Verbände
	- Lagerung
	  Kopf, Körper, Gliedmaßen, Füße, Hände, Gelenke, Rückenlage, Seitenlage
	- Wiegen des Patienten
	  genaue Gewichtskontrolle, rationelle und schonende Arbeitsweise, Vermeidung von Komplikationen bezüglich Beatmung, Drainagen, Infusionen
	- Wäschewechsel	

8.	Testat über Allgemeine pflegerische und hygienische Maßnahmen in der Intensivtherapie	4
9.	Prophylaktische und therapeutische Maßnahmen zur Normalisierung der Lungenfunktion	18
	- Handhabung von Inhalatoren - Handhabung von Verneblern - Handhabung von druckgesteuerten Beatmungsgeräten für die Beatmungsinhalation - Handhabung von Totraumvergrößerern und Geräten zur Erhöhung des Ausatemwiderstandes - Handhabung von einfachen Meßgeräten zur Kontrolle der Lungenfunktion - Zusammenstellung der Sets für die Interkostalblockade - Lösungen und Medikamente für die Inhalationstherapie - Einfache Maßnahmen zum aktiven Atemtraining	

Anlage 8: Praktische Unterweisung, Lehrplan-Stoffkatalog Intensivpflege und Wiederbelebung

Themen-gruppe	Thema	Std
	- Hygiene, Desinfektion und Sterilisation - Zusammenarbeit mit der Physiotherapie - Organisation der Beatmungsinhalation	
10.	<u>Testat über</u> Durchführung der Inhalationstherapie	2

11.	<u>Maßnahmen der Pneumonieprophylaxe</u>
	- Anfeuchtung, Erwärmung, Filterung der Einatmungsluft
	  künstliche Nase,
	  Geräte zur Erzeugung von
	  Dämpfen, Nebeln und Aerosolen, Zusatzvernebler, Wärmestäbe und -töpfe
	- Lagerung des Patienten
	  Technik der Lagerung zur Sekretdrainage, Kontrolle der Kanülenlage während und nach Lagerung
	- Absaugen
	  Geräte: elektrisch, Druckluft, Fußpumpe, Überlaufsicherung, Sogstärke, Absaugen durch die Trachealkanüle, Sinn, Material, Absaugen mit Leckkompensation, gezieltes und schonendes Absaugen, Mund/Nase/Rachen, Sterilität, Kontrolle der Sekretmenge (24-Std-Menge), Blähen der Lungen, Material, Technik
	- Trachealkanüle
	  Deblockierung der Manschette, Reinigung der Innenteile der Trachealkanüle, Pflege/Desinfektion/Sterilisation von Kanüle und Manschette, Streifen- und Fädenentfernung, Wundverband/Wechsel, Trachealabstrich, Dekanülement
	- Bronchoskopie
	  Instrumentarium, Vorbereitung, Lagerung, Assistierung, Beatmung
	- Röntgenkontrolle bei geblähter Lunge (Röntgenschutz für Patient und Personal), laufende stethoskopische Kontrolle der Belüftung
		18

12.	<u>Testat über</u> Endobronchiale Absaugung	1

13.	<u>Die Durchführung der assistierten und kontrollierten Beatmung</u>
	- Atemspende
	  Mund zu Mund/ Mund zu Nase, Thoraxdruckmethode, Maskenbeatmung, Atembeutel/Atembalg, Beatmung über Tubus nasal-tracheal, Beatmung über Tracheostoma
	- Beatmungsformen
	  kontrollierte Beatmung, assistierte Beatmung, intermittierende Überdruckbeatmung, positiv-negative Druckbeatmung, Wechseldruckbeatmung, Ausatmungswiderstand, endexpiratorischer Druck, inspiratori-
		30

Anlage 8: Praktische Unterweisung, Lehrplan-Stoffkatalog Intensivpflege und Wiederbelebung

Themen-gruppe	Thema	Std

    sches und expiratorisches Zeitverhältnis
- Beatmungstherapie
fortlaufende Kontrolle, Erkennung von Komplikationen, Registrierung von Kontrollwerten, Verhalten bei Komplikationen, Behebung von Komplikationen, Leckkompensation bei
  a) deblockierter Kanülenmanschette
  b) während des Absaugens (an volumen- und druckgesteuerten Geräten)
- Beatmung bei:
Thoraxkontusionen, Rippenstück- und Rippenserienfrakturen, Spannungspneumothorax, Pneunadel, Pneugerät, Sogdrainage, Überwachung der Thorax-Saug-Drainage, Handhabung der Thorax-Saug-Drainage beim Betten, Wiegen, Transport usw.
- Beatmung bei Bruchoperationen, Gefahren des Platzbauches durch Überdruckbeatmung bei fehlendem Muskeltonus, Schutz der Bauchwunde durch Bauchtuch oder elastischen Verband

14.   Maßnahmen zur Ausleitung der künstlichen Beatmung und während der Rekonvaleszenz   18

- Absetzung der Relaxierung und Sedierung Übergang auf assistierte Beatmung, Entwöhnung vom Beatmungsgerät, spezielle Probleme der Überwachung, Mobilisation/Emboliprophylaxe, Dekanülierung, Gefahren der Stenose und der Aspiration, psychische Führung, Rehabilitation

15.   Testat über

   a) Erkennung und Notmaßnahmen bei akuten pulmonalen Komplikationen   8
   b) Pflegerisch-therapeutische Maßnahmen bei relaxierten und beatmeten Patienten

16.   Kavakatheter   9
- Zugangswege
V. mediana cubiti, V. basilica,
V. subclavia, V. jugularis externa,
V. saphena magna
- Handhabung
Röntgenkontrolle der Lage, fortlaufende Pflege und Überwachung, Abklemmen, Asepsis, Wechsel der Infusionen, Injektionen in den Kavakatheter, Blutentnahmen, Maßnahmen bei Katheterverschluß, Durchfluß, Verbandswechsel, Fädenentfernung
- Gefahren und Komplikationen
Registrierung,
Entfernung des Kavakatheters

Anlage 8: Praktische Unterweisung, Lehrplan-Stoffkatalog Intensivpflege und Wiederbelebung

Themen-gruppe	Thema	Std
17.	**Die Handhabung der Magensonde als diagnostisches und therapeutisches Hilfsmittel**	9

	- Einführung der Magensonde
	  Material, Durchführung, Lagekontrolle, Fixierung, fortlaufende Überwachung, Kontrolle der Magensaftproduktion, Ersatz von Magensaftverlust
	- Heberdrainage des Magens
	  richtige Anlage und Handhabung, Neutralisierung des Magensaftes, Sondennahrung, Zubereitung und Zuführung, Registrierung/Laborkontrollen, Wechsel der Magensonde, Komplikationen/Gefahren
	- Übergang zur oralen Nahrungszufuhr
	  Schluckreflex kontrollieren, kleine Teemengen, flüssige Kost, langsamer Kostaufbau	

18.	**Der Blasenkatheter**	4

	- Legen eines Blasenkatheters
	  Material (Set), Wahl der Katheterstärke, Einführung des Blasendauerkatheters, Asepsis/Fixierung
	- Gefahren und Komplikationen
	  Verhütung von Infektionen/Schrumpfblase
	- Überwachung und Registrierung
	  Kontrolle des Stundenurins, Auswechseln des Urinbeutels, 24-Std-Ausscheidung, bakteriologische Kontrollen, Laborproben
	- Blasenspülung/Instillation von Medikamenten
	- Entfernung/Wechsel des Blasenkatheters	

19.	**Hilfsmaßnahmen zur Regulierung der Darmtätigkeit**	4

	- Darmrohr
	  Entlastung von Blähungen, Ableitung von flüssigem Darminhalt
	- Abführmaßnahmen
	  Suppositorien, Einmalklistier, Einlauf	

20.	**Testat über** Das Legen und die Pflege von Sonden und Kathetern	2
21.	**Injektion, Infusion, Transfusion in der Intensivtherapie**	18
	- Injektionen Asepsis, richtige Technik (Aspiration), Kanülenstärke, Hinweis auf Gefahren, Beschriftung der Spritzen/Registrierung, gebräuchliche Medikamente - Schema, automatische Spritzen - Infusionspumpen, Material, Technik, Besonderheiten, Handhabung von Giften und Suchtmitteln	

Anlage 8: Praktische Unterweisung, Lehrplan-Stoffkatalog Intensivpflege und Wiederbelebung

Themen-gruppe	Thema	Std

	- Infusionen
	  Lösungen, Hinweise für die Anwendung spezieller Lösungen, Technik, Berechnung der Einflußgeschwindigkeit, Kontrolle der Einflußgeschwindigkeit, Gefahren, Beschriftung/Registrierung
	- Transfusionen
	  Vollblut, Erykonzentrate, gewaschene Erytrozyten, Kontrolle, Gefahren, Registrierung	

22.	<u>Testat über</u> a) Überwachung der Stoffwechselbilanzgrößen b) Ernährung von Intensivtherapiepatienten	2
23.	<u>Maßnahmen zur Temperaturregulation und Kontrolle der Temperatur</u> - Vegetative Dämpfung und Temperaturregulation - Eisblasen, Frostoform, Alkoholkompressen/Eiswasser - Ventilator, Kühlmatte, Kühlgeräte (Magen/Darm), Kühlung durch Klimatisierung, Wärmematte, Alufolie - Wärmflasche (37 - 40° C), - Decken, Kissen - Wattepackungen an Händen und Füßen - Einführung von Temperatursonden - Handhabung von Thermometern	9

24.	<u>Diagnostische und therapeutische Punktionen</u>
	- Pleurapunktionen
	  Material/Asepsis, Vorbereitung/Lagerung, Assistenz, Nachsorge, Untersuchungsmaterial, Spülung (Rotandaspritze), Medikamenten-Instillation
	- Pneumothorax-Punktion
	- Lumbalpunktion
	  Material/Asepsis, Vorbereitung, Assistenz, Druckmessung, Untersuchungsmaterial, Nachsorge
	- Aszites-Punktion
	  Material/Asepsis, Vorbereitung, Assistenz, Nachsorge
	- Weitere Punktionen
	  Herzbeutel, Gelenke, Knochenmarkpunktion
	- Punktion von Venen und Arterien
		18

25.	<u>Drainagen</u>
	- Einfache Wunddrainagen ohne Ableitung
	  Pflege
	- Sogdrainagen
	  Hebersystem, Wasserstrahl, Redon-Drainage, Überwachung/Wechsel, Monaldi-Drainage, Druckluft-Vakuumanlage,
		9

Anlage 8: Praktische Unterweisung, Lehrplan-Stoffkatalog Intensivpflege und Wiederbelebung

Themen-gruppe	Thema	Std
	elektrische Geräte, Vorbereitung und Assistenz beim Legen einer Sogdrainage, Überwachung der Drainagenableitung, Überwachung der Sogstärke, Abklemmen der Drainagenschläuche, Wechseln der Sekretbehälter, Registrierung, Laborproben/Bilanz, Handhabung beim Betten/Wiegen usw., Entfernung der Sogdrainage	
26.	Durchführung der Pflege, Überwachung und Behandlung bei speziellen internistischen Grundkrankheiten	18

	- Herzinfarkt
	   spezielle apparative, medikamentöse und pflegerische Maßnahmen sowie Laboratoriumsuntersuchungen
	- Diabetes mellitus
	   spezielle apparative, medikamentöse und pflegerische Maßnahmen sowie Laboratoriumsuntersuchungen
	- Leberkoma
	   spezielle apparative, medikamentöse und pflegerische Maßnahmen sowie Laboratoriumsuntersuchungen
	- Niereninsuffizienz
	   spezielle apparative, medikamentöse und pflegerische Maßnahmen sowie Laboratoriumsuntersuchungen
	- Exogene Intoxikationen
	   spezielle apparative, medikamentöse und pflegerische Maßnahmen sowie Laboratoriumsuntersuchungen	

27.	Durchführung der Pflege, Überwachung und Behandlung in der pädiatrischen Intensivtherapie	18
	- Medikamentöse Behandlung - Infusionstherapie - Besonderheiten der Überwachung - Allgemeine pflegerische Maßnahmen - Pflegerisch-therapeutische Maßnahmen - Diagnostische und therapeutische Geräte - Besondere Behandlungstechniken	
28.	Testat über Notwendige Maßnahmen für die Vorbereitung von Untersuchungsmaterial - Laboruntersuchungen	2
29.	Wiederbelebung: Praktische Übungen der Maßnahmen an Phantomen und Geräten	18
	- Rettung, Lagerung, Blutstillung, Schienung - Freimachen und Freihalten der Atemwege - Beatmung ohne und mit Hilfsmitteln	

Anlage 8: Praktische Unterweisung, Lehrplan-Stoffkatalog Intensivpflege und Wiederbelebung

Themen-gruppe	Thema	Std
	- Anwendung von Tuben	
	- Kardiopulmonale Wiederbelebung ohne Hilfsmittel mit einem und zwei Helfern	
	- Intubation von Erwachsenen und Kindern	
	- Kardiopulmonale Wiederbelebung mit Medikamenten, Infusionen und Geräten	
	- Zusammensetzung und Handhabung eines Notfallkoffers	
	- Bedienung und Handhabung automatischer Herzmassagegeräte	
	- Orientierender Einsatz auf einem Notarztwagen	
30.	Testat über	
	a) Lebensrettende Sofortmaßnahmen	
	b) Durchführung der kardialen Wiederbelebung	3
	c) Kardio-pulmonale Wiederbelebung in der Klinik	

Organisation

1. Anmeldung und Zulassung zur Weiterbildung

1.1. Anmeldung zur Weiterbildung

Für die korrekte Beantwortung von Nachfragen wurden die Unterlagen: Begleitbrief zu den Informationen und Informationen erarbeitet (s. Anlage 9 und 10; S. 84 u. 85–89). Diese sollen zusammen mit den in den Anlagen 11, 12 und 13 (S. 90, 91 u. 92) angegebenen Formularen zugeschickt werden.
Wird die Ableistung des Praktikums im Rahmen der Vollzeitweiterbildung außerhalb der Weiterbildungsstätte angestrebt, so sollte hierfür vor der Zulassung zur Weiterbildung eine Vereinbarung getroffen werden, um die Erfüllung der Weiterbildungsvorschriften sicherzustellen. Wurde von dem Antragsteller ein entsprechender Wunsch geäußert, so sollten die entsprechenden Unterlagen zugeschickt werden (s. Anlage 14, 15 und 16; S. 93, 94 u. 95). Die Ableistung des Praktikums muß dann zur gegebenen Zeit vom zuständigen leitenden Facharzt bescheinigt werden (s. Anlage 16; S. 95). Die Zulassung zur Abschlußprüfung kann selbstverständlich nur nach Vorlage dieser Bescheinigung und nach Ableistung der gesamten Weiterbildung erfolgen.
Hat der Antragsteller bereits einen Teil der Weiterbildung in einer anderen Weiterbildungsstätte absolviert und will er diesen bei der Antragstellung zur Zulassung anerkennen lassen, so soll die Vorlage einer Bescheinigung der vorherigen Weiterbildungsstätte (s. Anlage 12; S. 91) verlangt werden. An dieser Stelle wird auf die diesbezüglichen Vorschriften in den „Richtlinien ...." hingewiesen. Die anteilmäßigen Leistungsnachweise müssen ebenfalls vorgelegt werden.

1.2. Zulassung zur Weiterbildung

Die Zulassung zur Weiterbildung — insbesondere zu der Vollzeitweiterbildung — soll nur unter den jeweils zutreffenden, in dem Zulassungsformular aufgeführten Vorbehalten erfolgen. Es kann keinem empfohlen werden, in diesen Fragen großzügig zu verfahren, da leicht versicherungsrechtliche Schwierigkeiten auftreten können.
Die Zulassung des Antragstellers zu der Weiterbildung erfolgt schriftlich (s. Anlage 17; S. 96). Das Zulassungsformular ist so ausgearbeitet, daß es die von dem Arbeitsamt geforderte Klausel über eine Kündigungsmöglichkeit ohne Regreßpflicht enthält. In den Zulassungsformularen sollte gegebenenfalls auch die Entscheidung über die Anerkennung der in auswärtigen Weiterbildungsstätten abgeleisteten Weiterbildungsabschnitte mitgeteilt werden, damit sich über diese heikle Frage später keine Diskussionen entzünden können. Gleichzeitig mit dem Zulassungsbescheid soll die ausgefüllte Bescheinigung zur Vorlage beim Arbeitsamt (s. Anlage 18; S. 98) dem Bewerber zugeschickt werden, damit die Beantragung der individuellen Förderungsfähigkeit bei dem Arbeitsamt am Wohnort bereits erfolgen kann.
Der Bewerber sollte die Weiterbildungskommission mit dem zugeschickten Formular (s. Anlage 13; S. 92) frühzeitig, jedoch bis spätestens zum Beginn der Weiterbildung über die Zusage auf entsprechende Förderung, bzw. über die Zusage des Arbeitgebers auf Einstellung in Kenntnis setzen.
Das für die Weiterbildungsstätte zuständige Arbeitsamt stellt die Auszahlungsanordnungen aus. Hierfür fordert es die Vorlage einer Bescheinigung der Weiterbildungsstätte.

Hierzu dient das Formular, das in der Anlage 19 (S. 98) angegeben ist. Es sollte unverzüglich, nach Möglichkeit noch vor Beginn der Weiterbildung durch den Teilnehmer vorgelegt werden. Die Förderungsmittel werden erst von dem Tage der Vorlage dieser Bescheinigung ab gewährt.

Von den Geschäftsvorschriften der einzelnen Arbeitsämter hängt es ab, ob die Aufnahme-, Lehrgangs- und Prüfungsgebühren direkt auf das Konto des Trägers der Weiterbildungsmaßnahme oder auf das Konto des Teilnehmers — monatlich oder in größeren Zeitabständen — überwiesen werden. Für die Sicherstellung der Einzahlung dieser zweckgebundenen Mittel soll bei Beginn der Weiterbildung eine Erklärung über die ordnungsgemäße Einzahlung von den einzelnen Teilnehmern unterschrieben werden (s. Anlage 20; S. 99).

In der Anlage 21 (S. 100) ist eine dritte Bescheinigung zur Vorlage beim Arbeitsamt angegeben. Diese muß, wie dort vermerkt, jeweils 12 Monate nach Beginn der Weiterbildung, nach Abschluß der Weiterbildung und unverzüglich beim Ausscheiden aus der Weiterbildung von der Weiterbildungsstätte ausgefüllt und dem für die Weiterbildungsstätte zuständigen Arbeitsamt zugestellt werden.

Anlagen:

a) Anlage 9: Begleitbrief zu den Informationen (S. 84)

b) Anlage 10: Informationen Weiterbildung — Fachkrankenpflege (S. 85–89)

c) Anlage 11: Antrag auf Zulassung zur Weiterbildung — Fachkrankenpflege (S. 90)

d) Anlage 12: Bescheinigung zur Vorlage bei auswärtigen Weiterbildungsstätten (S. 91)

e) Anlage 13: Bescheid über Anstellungs- und Förderungszusagen (S. 92)

f) Anlage 14: Begleitbrief zur Vereinbarung über die Ableistung des Praktikums (S. 93)

g) Anlage 15: Vereinbarung über die Ableistung des Praktikums (S. 94)

h) Anlage 16: Bescheinigung zur Vorlage bei der Weiterbildungsstätte für Fachkrankenpflege (S. 95)

i) Anlage 17: Zulassung zur Weiterbildung (S. 96)

j) Anlage 18: Bescheinigung zur Vorlage beim Arbeitsamt (S. 97)

k) Anlage 19: Bescheinigung zur Vorlage beim Arbeitsamt (S. 98)

l) Anlage 20: Erklärung über Einzahlung von Aufnahme-, Lehrgangs- und Prüfungsgebühren (S. 99)

m) Anlage 21: Bescheinigung zur Vorlage beim Arbeitsamt (S. 100)

Anlage 9

Begleitbrief zu den Informationen

Sehr geehrte(r) Frau/Herr ....

Bezugnehmend auf Ihr Schreiben vom .... übersenden wir Ihnen in der Anlage:

1. ein Informationsheft
2. einen Antrag auf Zulassung zur Weiterbildung - Fachkrankenpflege
3. eine Bescheinigung zur Vorlage bei der auswärtigen Weiterbildungsstätte
4. einen Bescheid über Anstellungs- und Förderungszusagen

Wir bitten Sie, folgendes zu beachten:

1) <u>Berufszeitbegleitende Weiterbildung:</u>
   Diese Form ist nur möglich, wenn Sie von dem hiesigen Arbeitgeber angestellt worden sind und das zuständige Arbeitsamt (Wohnort) Ihre individuelle Förderungsfähigkeit anerkannt hat.

2) <u>Vollzeitweiterbildung:</u>
   Diese Form ist nur möglich, wenn die Frage des Unterhaltsgeldes mit dem Arbeitsamt, bzw. dem Berufsförderungsdienst der Bundeswehr geklärt ist.

3) <u>Anerkennung von bereits abgeleisteten Weiterbildungsabschnitten:</u>
   Die Ausfüllung der in der Anlage beigefügten Bescheinigung und die Vorlage der anteilsmäßigen Leistungsnachweise sind erforderlich.

4) <u>Ableistung des Praktikums außerhalb unserer Weiterbildungsstätte im Rahmen der Vollzeitweiterbildung:</u>
   Sie ist nur in Anaesthesieabteilungen möglich, mit deren Leiter wir betreffs Ihrer Weiterbildung eine vorherige Vereinbarung getroffen haben.

Nach Erhalt Ihres Antrages auf Zulassung mit den erforderlichen Unterlagen werden Sie von uns umgehend Nachricht erhalten.

................., den ....

Anlagen

....
Vorsitzender der Weiterbildungskommission

Anlage 10

Weiterbildungsstätte

– Maßnahmeträger –

Weiterbildung
Fachkrankenpflege

Informationen

(Ort)

Anlage 10: Weiterbildungsstätte – Maßnahmeträger –

Maßnahmeträger:

....

....

....

Verantwortlich für Planung und Organisation:

Kommission
für
Weiterbildung-Fachkrankenpflege

Ermächtigung zur Weiterbildung-Fachkrankenpflege
Sektion: Anaesthesie und Intensivmedizin

für 1 Jahr Anaesthesie	ja / nein
für 1 Jahr Intensivmedizin	ja / nein

Verantwortlich für Leitung, Fachaufsicht und Durchführung:
Sektion:

Anaesthesie und Intensivmedizin
Diese Weiterbildung entspricht in Form und Inhalt den "Richtlinien der Deutschen Gesellschaft für Anaesthesie und Wiederbelebung über die Weiterbildung zur Fachschwester/zum Fachpfleger für Anaesthesie und Intensivpflege" vom 26.11.1972.

Anfragen und Anmeldungen an:

....
Ltd. Facharzt der Weiterbildung

Tel.: ....

oder

....
Ltd. Fachschwester/-pfleger der Weiterbildung

Tel.: ....

Anschrift:

....

....

....

Anlage 10: Weiterbildungsstätte – Maßnahmeträger –

Weiterbildungszeit:

beträgt 2 Jahre

Weiterbildungsabschnitte, die in anerkannten auswärtigen Weiterbildungsstätten abgeleistet wurden, können nur dann angerechnet werden, wenn sie mehr als 6 Monate betragen.

Form der Weiterbildung:

1. Berufsbegleitende Weiterbildung,

    d. h., der Teilnehmer befindet sich im Angestelltenverhältnis in der Weiterbildungsstätte

2. Vollzeitweiterbildung,

    d. h., der Teilnehmer befindet sich nicht im Angestelltenverhältnis in der Weiterbildungsstätte, sondern erhält Unterhaltsbeihilfe von

    dem Arbeitsamt oder

    dem Berufsförderungsdienst der Bundeswehr oder

    dem entsendenden Krankenhaus

Zulassungsvoraussetzungen:

1. Das deutsche Examen für Krankenpflege oder Kinderkrankenpflege oder eine als gleichwertig anerkannte Ausbildung in Krankenpflege und die Erlaubnis nach § 1 des Krankenpflegegesetzes,
2. 1/2 Jahr Berufsausübung,
3. bindende schriftliche Zusage des hiesigen Arbeitgebers für Einstellung auf eine Planstelle

    oder

    bindende schriftliche Zusage des zuständigen Arbeitsamtes auf Zahlung von Unterhaltsbeihilfe im Rahmen der individuellen Förderung nach dem Arbeitsförderungsgesetz

    oder

    bindende schriftliche Zusage durch Bescheid des zuständigen Berufsförderungsdienstes der Bundeswehr über die Bewilligung einer Fachausbildung nach §§ 5/5 a Soldatenversorgungsgesetz

    oder

    bindende schriftliche Zusage des entsendenden Krankenhauses auf Zahlung von Unterhaltsbeihilfe.

Bewerbung um eine Planstelle:

Die Bewerbung um Einstellung auf eine Planstelle muß getrennt von dem Antrag auf Zulassung zur Weiterbildung erfolgen.

Anlage 10: Weiterbildungsstätte – Maßnahmeträger –

Sie ist zu richten an:

....
....
....
....
....
....

Förderung durch das Arbeitsamt:

Die Weiterbildung erfüllt die Voraussetzungen nach § 34 des Arbeitsförderungsgesetzes und nach § 6 der Anordnung Fortbildung und Umschulung. Sie ist als förderungswürdige Maßnahme durch die Bundesanstalt für Arbeit anerkannt.

Die Teilnehmer können nach Vorliegen der persönlichen Voraussetzungen individuell gefördert werden.

Die entsprechenden Anträge sind von den Teilnehmern rechtzeitig bei dem zuständigen Arbeitsamt (ständiger Wohnsitz) zu stellen.

Zulassungstermine:

Beginn der Weiterbildung: ....
Bewerbung bis spätestens: ....
Anmeldeschluß für die Zulassung zum Abschluß: ....
Abschluß: ....

Zulassung zur Abschlußprüfung erfolgt:

durch Nachweis der Teilnahme von:

240 Stunden theoretischen Unterrichtes
(50 % fachspezifisch[+]) - 50 % Intensivpflege und Wiederbelebung)

mit 10 schriftlichen Testexamen

640 Stunden praktischer Unterweisung
(50 % fachspezifisch[+]) - 50 % Intensivpflege und Wiederbelebung)

mit 30 mündlichen Testaten

74 Wochen Praktikum
(mindestens 37 Wochen in Intensivpflege)

nach Vorlage von:

zwei Protokollen über jeweils eine Stunde theoretischen Unterrichtes

einer mit Erfolg durchgeführten zweistündigen Klausurarbeit

[+] fachspezifisch = Anaesthesie oder Innere Medizin oder Pädiatrie

Abschlußprüfung der Weiterbildung:

1. Abschnitt: schriftlich-theoretische Prüfung
   - Teilprüfung a) fachspezifisch
   - Teilprüfung b) Intensivpflege

2. Abschnitt: praktische Prüfung
   - Teilprüfung a) fachspezifisch
   - Teilprüfung b) Intensivpflege

3. Abschnitt: mündlich-theoretische Prüfung
   - Teilprüfung a) fachspezifisch
   - Teilprüfung b) Intensivpflege

Zur Abschlußprüfung wird nur zugelassen, wer an der Weiterbildungsstätte, an der die Abschlußprüfung abgelegt werden soll, eine mindestens 1jährige Weiterbildung absolviert hat.

Nicht bestandene Teilprüfungen können innerhalb von drei Monaten wiederholt werden, wenn

a) die erforderlichen Leistungen nur in einer Teilprüfung nicht erbracht wurden,
b) die Leistungen in zwei Teilprüfungen verschiedener Abschnitte nicht ausreichend waren.

Werden bei der Wiederholung die erforderlichen Leistungen nicht erbracht, so muß die Gesamtprüfung wiederholt werden.

Sind die notwendigen Leistungen in zwei Teilprüfungen eines Abschnittes nicht erbracht oder bestehen in mehr als zwei Teilprüfungen unzureichende Leistungen, so muß die Gesamtprüfung wiederholt werden.

Die Gesamtprüfung ist nach Ablauf von 6 Monaten nach der nicht bestandenen Prüfung der Weiterbildung im Höchstfalle zweimal wiederholbar. Bei Wiederholungen der Gesamtprüfung hat der Kandidat bis zum nächsten Prüfungstermin die Weiterbildung fortzusetzen und darüber anteilsgerecht die üblichen Nachweise vorzulegen. Die Wiederholung der Gesamtprüfung muß spätestens vor Ablauf eines Jahres nach der nicht bestandenen Prüfung abgelegt werden.

Bei Beginn der Weiterbildung erhalten die Teilnehmer einen detaillierten Stoffkatalog und Formulare für die geforderten Nachweise.

Der 3. Abschnitt der Prüfung erfolgt unter Vorsitz eines Vertreters der zuständigen Gesundheitsbehörde. Die erfolgreiche Prüfung wird bescheinigt.

Anlage 11

Antrag auf Zulassung zur Weiterbildung-Fachkrankenpflege

Name: ....

Vorname: .... Geb. Dat.: ....

Wohnort: .... Tel. Nr.: ....

Hiermit stelle ich den Antrag auf Zulassung zur Weiterbildung-Fachkrankenpflege, Sektion: Anaesthesie und Intensivmedizin in Ihrer Weiterbildungsstätte für den Termin zum: ....

Die Weiterbildung möchte ich wie folgt absolvieren:

<u>Berufsbegleitend:</u>

Im Angestelltenverhältnis in Ihrer Weiterbildungsstätte ☐

<u>Vollzeitweiterbildung:</u>

Mit Unterhaltungsgeld des Arbeitsamtes. ☐

Mit Förderung durch den Berufsförderungsdienst der Bundeswehr. ☐

<u>Praktikum:</u> ☐

Das Praktikum möchte ich außerhalb Ihrer Weiterbildungsstätte in der Anaesthesieabteilung des Krankenhauses

....

Leiter: ....

vor/nach dem Unterrichtsjahr absolvieren.

<u>Anerkennung von Weiterbildungsabschnitten:</u> ☐

Ich beantrage die Anerkennung der bereits von mir vorschriftsmäßig abgeleisteten Weiterbildungsabschnitte.

Über die Stellenzusage des Arbeitgebers Ihres Krankenhauses und die Zusage auf Förderung durch das Arbeitsamt werde ich Ihnen mit dem angegebenen Formular Nachricht geben.

<u>Anlage:</u>

<u>Photokopien:</u> 1. Abschlußdiplom in Krankenpflege
2. Tätigkeitsnachweis
3. Lebenslauf mit Paßbild
4. Polizeiliches Führungszeugnis
5. ggf. Unterlagen für die Anerkennung von Weiterbildungsabschnitten

........................, den ....

....
(Unterschrift)

Anlage 12

Bescheinigung zur Vorlage bei auswärtigen Weiterbildungsstätten

Frau/Herr ....
geb. am: .... hat vom .... bis ....
an der Weiterbildung-Fachkrankenpflege, Sektion: Anaesthesie-Intensivmedizin, regelmäßig, ohne Unterbrechung/mit Unterbrechung
von .... Wochen (Urlaub, Krankheit usw.) teilgenommen.
Die Weiterbildungsstätte ....
....
ist zur Durchführung der Weiterbildung-Fachkrankenpflege in der
Sektion: Anaesthesie und Intensivmedizin

      für 1 Jahr Anaesthesie   ☐

      für 1 Jahr Intensivmedizin   ☐

durch ....
ermächtigt.

Die Weiterbildung wurde in Inhalt und Form gemäß den "Richtlinien der Deutschen Gesellschaft für Anaesthesie und Wiederbelebung über die Weiterbildung zur Fachschwester/zum Fachpfleger für Anaesthesie und Intensivpflege" vom 26.11.1972 durchgeführt.

Sie/er hat alle Leistungsnachweise - von uns ordnungsgemäß abgeschlossen - erhalten.

                              ...., den ....

                              ....
                              Vorsitzender der
                              Weiterbildungskommission

Anlage 13

Bescheid über Anstellungs- und Förderungszusagen

Name: ....

Vorname: .... Geb. Dat.: ....

Wohnort: .... Tel. Nr.: ....

Hiermit teile ich Ihnen mit:

    Das Arbeitsamt hat meine Förderung für die Absolvierung der Weiterbildung - Fachkrankenpflege, Sektion: Anaesthesie und Intensivmedizin, in Ihrer Weiterbildungsstätte zugesagt. ☐

    Der Arbeitgeber Ihres Krankenhauses hat mir eine Stelle Kr. Nr. .... mit Wirkung vom ....zugesagt. ☐

    Der Förderungsdienst der Bundeswehr hat meine Förderung für die Absolvierung der Weiterbildung - Fachkrankenpflege, Sektion: Anaesthesie und Intensivmedizin, in Ihrer Weiterbildungsstätte zugesagt. ☐

.................., den ....

....
(Unterschrift)

Anlage 14

Begleitbrief zur Vereinbarung über die Ableistung des Praktikums

Sehr geehrte(r) Frau/Herr ....

Bezugnehmend auf Ihr Schreiben vom .... übersenden wir Ihnen in der Anlage:

    1. ein Formular zur Vereinbarung über die Ableistung des Praktikums

    2. ein Formular zur Bescheinigung zur Vorlage bei der Weiterbildungsstätte für Fachkrankenpflege

Wir bitten Sie, alles weitere mit dem Leiter der Anaesthesieabteilung ....
des Krankenhauses ....
zu regeln.

Wir bitten um die Rücksendung der Vereinbarung in dreifacher Ausfertigung. Wir können erst nach Erhalt dieser Unterlagen über Ihre Zulassung zur Weiterbildung in unserer Weiterbildungsstätte entscheiden; Sie erhalten hierüber von uns eine Nachricht.

Die Vorlage der ausgefüllten Bescheinigung ist für die Antragstellung auf Zulassung zur Abschlußprüfung zur gegebenen Zeit erforderlich.

Anlagen

                                      ...., den ....

                                      ....
                                        (Unterschrift)

Anlage 15

Vereinbarung über die Ableistung des Praktikums

Zwischen dem Leitenden Facharzt der Anaesthesieabteilung
Herrn ....
des Krankenhauses
Name: ....
Adresse: ....

und

der Weiterbildungsstätte
Name: ....
Adresse: ....

wird vereinbart, daß

Frau/Herr ....
geb. am: .... wohnhaft in: ....
....

im Rahmen der Vollzeitweiterbildung das Praktikum

        .... Wochen Anaesthesie
        .... Wochen Intensivpflege

unter fachanaesthesiologischer Aufsicht in der Zeit
von .... bis .... ableisten kann.

Das Praktikum wird nach Vorlage der Bescheinigung auf die Zeit der zweijährigen Weiterbildung-Fachkrankenpflege, Sektion: Anaesthesie und Intensivmedizin, angerechnet, wenn es unmittelbar vor oder nach dem Unterrichtsjahr abgeleistet wird/wurde.

..............., den ...., den ....

....
Träger der   Ltd. Facharzt der Abteilung
Weiterbildungsstätte

Anlage 16

Bescheinigung zur Vorlage bei der Weiterbildungsstätte für Fachkrankenpflege

Frau/Herr ....

geb. am: .... hat vom .... bis ....

im Krankenhaus: ....

ein Praktikum von

.... Wochen in Anaesthesie

.... Wochen in Intensivpflege

ohne Unterbrechung/mit Unterbrechung von .... Wochen (Urlaub, Krankheit usw.) im Rahmen der Vollzeitweiterbildung-Fachkrankenpflege, Sektion: Anaesthesie und Intensivmedizin, entsprechend den Vereinbarungen mit der Weiterbildungsstätte für Fachkrankenpflege
....
....
unter meiner fachärztlichen Aufsicht vorschriftsmäßig abgeleistet.

Die Leistungsnachweise mit Beurteilung sind ihr/ihm ausgehändigt worden.

..................., den ....

....
Ltd. Facharzt für
Anaesthesie

Anlage 17

Zulassung zur Weiterbildung

Name: ....

Vorname: .... Geb. Dat.: ....

wohnhaft in: ....

Bezugnehmend auf Ihren Antrag vom .... teilen wir Ihnen mit, daß Sie zu der zweijährigen beruflichen Weiterbildungsmaßnahme:

       Weiterbildung - Fachkrankenpflege

       Anaesthesie und Intensivpflege

Beginn am: .... Ende am: ....
in unserer Weiterbildungsstätte ....
....
zugelassen werden, unter der Voraussetzung:

   a) Sie wurden vom hiesigen Arbeitgeber angestellt ☐

   b) Ihre individuelle Förderungsfähigkeit wurde vom Arbeitsamt anerkannt ☐

   c) Sie werden vom Berufsförderungsdienst der Bundeswehr gefördert ☐

Folgende, von Ihnen vorschriftsmäßig abgeleistete Weiterbildungsabschnitte werden von uns anerkannt: ....
....

Sie sind berechtigt, innerhalb der ersten 3 Monate die Weiterbildung ohne nähere Angabe von Gründen abzubrechen. Eine entsprechende Mitteilung an den Leitenden Facharzt oder die Leitende Fachschwester/ den Leitenden Fachpfleger der Weiterbildung muß jedoch unverzüglich und schriftlich erfolgen.

Vermerk:

                           ...., den ....

Anlage:
Bescheinigung zur Vorlage
beim Arbeitsamt

                           ....
                           Vorsitzender der Weiterbildungskommission

Anlage 18

Bescheinigung zur Vorlage beim Arbeitsamt

FuU-Nr.

....

Herrn/Frau .... geb. am: ....
wird hiermit bestätigt, daß er/sie in der Weiterbildungsstätte:
....
für die Weiterbildung-Fachkrankenpflege, Sektion: Anaesthesie und
Intensivmedizin ab .... aufgenommen wird/wurde.

Lehrgangsziel:
Fachschwester/Fachpfleger für Anaesthesie und Intensivmedizin

Gesamtdauer
des Lehrganges: von .... bis ....

Lehrgangsdauer: Ferien
                                    (Zahl der Arbeitstage)

Erstes Jahr von .... bis ....
Zweites Jahr von .... bis ....

Der Unterricht findet statt an .... Werktagen, und zwar:

Montag .... Std,   Donnerstag .... Std,
Dienstag .... Std,   Freitag .... Std,
Mittwoch .... Std,   Samstag .... Std

Ausnahmeregelungen: ....

Die unvermeidbar notwendigen Kosten betragen je Weiterbildungsjahr
(ohne Material und Werkstattkosten):

                                    Erstes Jahr / Zweites Jahr

a) für die Aufnahme   DM ....
b) für die Teilnahme   DM ....
c) für die Prüfungen   DM ....
d) für Lernmittel   DM ....
e) für sonstige Aufwendungen   DM ....
   gesamt   DM _____   _____

Dem Teilnehmer wird im/ohne Einvernehmen mit dem Arbeitsamt Unterkunft und Verpflegung bereitgestellt.
Die Kosten betragen: a) für Unterkunft - monatlich .... DM
                      b) für Verpflegung - monatlich .... DM

................., den ....

....
Träger der Weiterbildungsmaßnahme

Anlage 19

Bescheinigung zur Vorlage beim Arbeitsamt

Herr/Frau .... geb. am: ....
wohnhaft in: ....
wird hiermit bescheinigt, daß er/sie für den Lehrgang:

        Weiterbildung-Fachkrankenpflege,

        Sektion: Anaesthesie und Intensivmedizin

in der Weiterbildungsstätte: ....
....
angemeldet ist.

Beginn der
Weiterbildung: ....

Ende der
Weiterbildung: ....

                        ...., den ....

                              ....
                              Träger der Weiterbildungs-
                              maßnahme

Anlage 20

Erklärung über Einzahlung von Aufnahme-, Lehrgangs- und Prüfungsgebühren

Name: ....

Vorname: .... Geb. Dat.: ....

Beginn der
Weiterbildung: ....

Ende der
Weiterbildung: ....

Ich bin davon in Kenntnis gesetzt worden, daß im Falle der Anerkennung meiner Förderungsfähigkeit im Sinne des Arbeitsförderungsgesetzes durch das Arbeitsamt die Einzahlung von Aufnahme-, Lehrgangs- und Prüfungsgebühren sofort und regelmäßig nach Überweisung dieser Mittel durch das Arbeitsamt von mir auf das Konto:

    Empfänger: ....

    Konto Nr.: ....

    Bank: ....

    Betrifft: ....

eingezahlt werden müssen.

                             ...., den ....

                             ....
                                (Unterschrift)

Anlage 21

Bescheinigung zur Vorlage beim Arbeitsamt

Stamm-Nr.: ......

Herr/Frau .... geb. am: ....

wohnhaft in: ....

hat vom .... bis .... an der Weiterbildung-Fachkrankenpflege, Sektion: Anaesthesie und Intensivmedizin, in der Weiterbildungsstätte: ....
....

mit/ohne Erfolg regelmäßig teilgenommen.

Abschlußprüfung steht noch aus ☐

voraussichtlicher Prüfungstermin: ....

Abschlußprüfung abgelegt ☐

Datum der abgelegten Abschlußprüfung: ....

Datum der letzten
Unterrichtsteilnahme

....

Vorzeitig ausgeschieden ☐
wegen:
    mangelnder Eignung ☐ ....
    Krankheit ☐ ....
    ....
    sonstiger Grund ☐ ....

.... den ....

....
Träger der Weiterbildungsmaßnahme

Achtung!
Bescheinigung ist vorzulegen:
a) jeweils nach 12 Monaten nach Beginn der Weiterbildung
b) nach Abschluß der Weiterbildung
c) unverzüglich nach Ausscheiden aus der Weiterbildung

2. Durchführung der Weiterbildung

Die Forderung der DGAW nach einer parallel verlaufenden theoretischen und praktischen Weiterbildung und die Vorschriften des Arbeitsförderungsgesetzes sowie der Anordnung des Verwaltungsrates der Bundesanstalt für Arbeit über die berufliche Fortbildung und Umschulung für die Anerkennung der Förderungsfähigkeit lassen sich mit der nachstehenden Organisationsform erfüllen:

2.1. Berufsbegleitende Weiterbildung

2.1.1. Theoretischer Unterricht

2.1.1.1. Stundenangebot

Innerhalb des gesamten Weiterbildungszeitraumes von 2 Jahren müssen 240 Unterrichtsstunden angeboten werden. Um einen Ausfall durch Urlaub, Krankheit und dienstlicher Verhinderung auszugleichen, sollte das reale Unterrichtsstundenangebot ca. 20% höher liegen (bis zu 290 Std).
Falls keine Sonderregelung besteht, sind die Teilnehmer dem Arbeitgeber gegenüber zur Ableistung der tariflichen Arbeitszeit verpflichtet, deshalb soll der theoretische Unterricht außerhalb der Arbeitszeit den Teilnehmern angeboten werden.
Die Stundenpläne für den theoretischen Unterricht Anaesthesie sowie Intensivpflege und Wiederbelebung müssen, wie es in den „Richtlinien ..." festgelegt ist, den Teilnehmern beim Beginn der Weiterbildung ausgehändigt werden. Die Stundenpläne enthalten ebenfalls die Termine für die Testexamina und die Klausurarbeit (s. Anlage 22 und 23; S. 105–108 u. 109–112).

2.1.1.2. Verteilung der Stunden auf Jahreswochen

30 Wochen pro Jahr theoretischer Unterricht
22 Wochen pro Jahr kein theoretischer Unterricht.
Wie weiter unten noch ausgeführt wird, erstreckt sich die praktische Unterweisung über 45 Wochen pro Jahr, so daß die eigentliche unterrichtsfreie Zeit aus insgesamt nur 7 Wochen besteht. Diese Wochen werden für Urlaub und für die Durchführung der Abschlußprüfung benötigt.

2.1.1.3. Verteilung der Stunden auf Wochentage

1 Unterrichtstag pro Woche
vormittags: Intensivpflege und Wiederbelebung
nachmittags: Anaesthesie
In der Intensivpflege verhindert der 3-Schichtdienst immer eine Gruppe an der Unterrichtsteilnahme, die Verlegung des Unterrichtes auf Vormittagsstunden ist deshalb ohne Bedeutung.
Die Dienst- und Freizeitregelung sollen für die Teilnehmer der Weiterbildung, die in der Intensivbehandlungsstation arbeiten, so erfolgen, daß jeder Teilnehmer zumindest einmal in 4 Wochen an einem der Unterrichtstage dienstfrei hat.
Im Narkosebereich ermöglicht die Beendigung der Operationsprogramme meist eine fast 100%ige Unterrichtsteilnahme in den Nachmittagsstunden.

2.1.2. Praktische Unterweisung

2.1.2.1. Stundenangebot

Innerhalb des gesamten Weiterbildungszeitraumes von 2 Jahren werden je 320 Std praktischer Unterweisung in der Anaesthesie bzw. in der Intensivpflege und Wiederbelebung angeboten. Die Stundenpläne (s. Anlagen 24 und 25; S. 113–114 und 115–116) enthalten sowohl die Stunden für die praktische Unterweisung als auch für die Testate. Zu den einzelnen Themengruppen sind jeweils festgelegte Gesamtstundenzahlen zugeordnet. Diese Themengruppen werden natürlich nicht zusammenhängend, sondern schwerpunktmäßig im Verlauf von größeren Zeiträumen während des Arbeitsprozesses in dem jeweiligen Einsatzgebiet abgehandelt. Es hat sich als notwendig erwiesen, für die Abnahme der einzelnen Testate jeweils mehrere Termine den Teilnehmern im voraus anzubieten. So erfolgt die Abnahme von Testaten nach ausreichender Unterweisung und Stoffbeherrschung zu den von den einzelnen Teilnehmern ausgesuchten und im voraus vereinbarten Terminen. Die Terminpläne für die Testate (s. Anlagen 26 und 27; S. 117–118 und 119–120) sollen beim Beginn der Weiterbildung den Teilnehmern ausgehändigt werden.

2.1.2.2. Verteilung der Stunden auf Jahreswochen

320 Std auf 45 Wochen
320 Std praktische Unterweisung (insgesamt 8 Wochen) während der Arbeitszeit addiert zu den 37 Wochen Praktikum ergeben für Anaesthesie sowie Intensivpflege und Wiederbelebung zusammen je 45 Einsatzwochen in den beiden Weiterbildungsjahren. Die Stundenzahl der praktischen Unterweisung beträgt bei dieser Verteilung der Stunden 7,1 Std pro Woche und Teilnehmer.

2.1.2.3. Verteilung der Stunden auf Wochentage

9 Std pro Woche und Teilnehmer, verteilt auf 3 Wochentage
Das Mehrangebot von ca. 2 Std pro Woche soll den Ausgleich für Ausfall durch Nachtdienst, Urlaub und Krankheit bieten.
In den Narkosebereichen ist durch die zahlenmäßig meist gleiche Relation Arzt/Pflegekraft die notwendige Potenz für die praktische Unterweisung gegeben.
In der Intensivpflege erfordert die geringe Zahl von Ärzten und der 3-Schichtdienst eine auf Ausbildung ausgerichtete Organisation.
Es empfiehlt sich, 4 Schwestern/Pfleger mit abgeschlossener Weiterbildung in einen fortlaufenden Schichtdienst einzuteilen, die die praktische Unterweisung in jeder Schicht während des normalen Arbeitsablaufes wahrnehmen bei:

wechselweiser Anwesenheit in den Patientenzimmern während der Dienstübergabe,
Ablösung der Schwestern/Pfleger zu den Pausen,
Hilfe anläßlich spezieller Pflege- und Therapiemaßnahmen und Notsituationen.

Die praktische Unterweisung durch den zuständigen Facharzt erfolgt durch:

das stete Gespräch zwischen Ärzten, Pflegekräften und beteiligten Berufsgruppen über Probleme der Patientenbehandlung,
die detaillierte Erklärung des ärztlichen Therapieplanes bzw. durch erklärende Begründung bei jeder ärztlichen Anordnung.

2.1.3. Praktikum

Verteilung auf 2 Jahre

Anaesthesie zuzüglich
- 37 Wochen Praktikum
- 8 Wochen für 320 Std praktische Unterweisung

Intensivpflege zuzüglich
- 37 Wochen Praktikum
- 8 Wochen für 320 Std praktische Unterweisung

Ausfall höchstens 12 Wochen wegen Urlaub und Krankheit
Damit der Praktikumseinsatz einschließlich der praktischen Unterweisung für alle Teilnehmer an der Weiterbildung anteilsgerecht gewährleistet werden kann, ist ein zahlenmäßiges Gleichgewicht der Ausbildungskapazität in Anaesthesie und Intensivpflege erforderlich.

Die Einteilung der Teilnehmer während der Weiterbildung in den einzelnen Einsatzbereichen erfolgt – zwar unter Berücksichtigung der Belange der Patientenversorgung – jedoch in erster Linie unter Beachtung der Vorschriften für die Weiterbildung entsprechend einem im voraus angefertigten Einsatzplan (s. Anlage 28; S. 121), der den Teilnehmern beim Beginn der Weiterbildung ausgehändigt werden soll.

2.2. Vollzeitweiterbildung

2.2.1. Theoretischer Unterricht

2.2.1.1. Stundenangebot

Die 240 Std der theoretischen Stundenpläne (s. Anlagen 22 und 23; S. 105–108 und 109–112) müssen innerhalb eines Jahres angeboten und nachgewiesen werden.

2.2.1.2. Verteilung der Stunden auf Jahreswochen

30 Wochen mit je 8 theoretischen Unterrichtsstunden. Urlaub in den Wochen, in denen auch keine praktische Unterweisung stattfindet.

2.2.1.3. Verteilung der Stunden auf Wochentage

1 Unterrichtstag pro Woche
vormittags: 4 Std Intensivpflege und Wiederbelebung
nachmittags: 4 Std Anaesthesie
kein praktischer Einsatz an den Unterrichtstagen

2.2.2. Praktische Unterweisung

2.2.2.1. Stundenangebot

Die 640 Std der Stundenpläne (s. Anlagen 24 und 25; S. 113–114 und 115–116) werden auf 1 Jahr verteilt.

Die praktische Unterweisung geschieht ebenso wie bei dem berufsbegleitenden Unterricht während des täglichen Arbeitsablaufes in enger Anlehnung an die jeweiligen Gegebenheiten. Spezielle Erklärungen wie z. B. allgemeine Einführung bei Neubeginn, Überwachungs- und Behandlungsgeräte können in kleinen Gruppen erfolgen.
Die Testatabnahme erfolgt nach ausreichender Unterweisung und Stoffbeherrschung an den in den Terminplänen (s. Anlagen 26 und 27; S. 117–118 und 119–120) festgelegten Tagen nach vorheriger Anmeldung der einzelnen Teilnehmer.

2.2.2.2. Verteilung der Stunden auf Jahreswochen

640 Std auf 45 Wochen.

2.2.2.3. Verteilung der Stunden auf Wochentage

16 Std pro Woche und Teilnehmer verteilt auf 4 Wochentage gewährleisten auch einen Ausgleich für Ausfall durch Nachtdienst, Urlaub und Krankheit.

2.2.3. Praktikum

Verteilung auf 2 Jahre

2.2.3.1. Jahr der Vollzeitweiterbildung

52 Wochen gesamt
 6 Wochen Abzug für 240 Std theoretischen Unterrichtes
16 Wochen Abzug für 640 Std praktischer Unterweisung
 4 Wochen Abzug für Urlaub
26 Wochen verbleiben für Praktikumszeit
Die Einteilung in den einzelnen Einsatzgebieten erfolgt ebenfalls entsprechend einem im voraus angefertigten Einsatzplan (s. Anlage 28; S. 121), der den Teilnehmern beim Beginn der Weiterbildung ausgehändigt werden soll.
Am Ende der Vollzeitweiterbildung soll ein Exemplar des tatsächlich durchgeführten Einsatzplanes an den Leiter der Anaesthesieab-

teilung, in der das Praktikumsjahr abgeleistet wird, mit dem Vermerk, wieviele Wochen Anaesthesie und wieviele Wochen Intensivpflege noch während des Praktikumsjahres zur Erfüllung der Weiterbildungsvorschriften von dem Teilnehmer abzuleisten sind, geschickt werden.

2.2.3.2. Praktikumsjahr

52 Wochen gesamt
4 Wochen Abzug für Urlaub
48 Wochen Praktikum

Am Ende des Praktikumsjahres muß der aufsichtsführende Leiter der Anaesthesieabteilung die bereits zugeschickte Bescheinigung (s. Anlage 16; S. 95) entsprechend den tatsächlichen Gegebenheiten ausfüllen und diese an den Teilnehmer aushändigen. Diese Bescheinigung ist bei der Anmeldung zur Abschlußprüfung zusammen mit den sonst erforderlichen Leistungsnachweisen vorzulegen.

2.3. Leistungsnachweise

Die „Richtlinien..." schreiben vor, daß für die Anmeldung zur Abschlußprüfung der Weiterbildung detaillierte Leistungsnachweise vorzulegen sind. Die Führung dieser Leistungsnachweise auf einzelnen Blättern hat sich nicht bewährt, da diese sehr oft verloren gehen. Die handschriftlich angefertigten Leistungsnachweise durch den einzelnen Teilnehmer waren derart unleserlich und für eine Auswertung unbrauchbar, daß hierfür Formblätter erarbeitet werden mußten (s. Anlage 29; S. 123–158). Sie sollen in einem Heft zusammengefaßt und den Teilnehmern beim Beginn der Weiterbildung ausgehändigt werden. Es hat sich ebenfalls bewährt, diese Leistungsnachweise halbjährlich dem leitenden Facharzt bzw. der leitenden Fachschwester/dem leitenden Fachpfleger der Weiterbildung vorlegen zu lassen, damit evtl. noch erforderliche Änderungen im Einsatzplan vorgenommen werden können. Damit vermeidet man unnötige Komplikationen kurz vor der Abschlußprüfung, die durch fehlende Leistungsnachweise ohne eigenes Verschulden des Teilnehmers (Nichteinhaltung des Einsatzplanes wegen notwendiger Umgruppierungen entsprechend den Erfordernissen der Patientenversorgung) entstanden sind.

Die zweijährige berufsbegleitende Weiterbildung ist sowohl für die Weiterbildungsstätte als auch für die Teilnehmer die beste Form.

Wegen des bestehenden Mangels und des hohen Bedarfs an fachspezifisch ausgebildeten Krankenpflegekräften sollte trotzdem von leistungsfähigen, gut organisierten Weiterbildungsstätten die einjährige Vollzeitweiterbildung mit einjährigem Praktikum ermöglicht werden. In diesen Weiterbildungsstätten ist dann der gesamte Lehrplan in dem Zeitraum von einem Jahr anzubieten. So kann nebeneinander der Lehrplan von den Teilnehmern der Vollzeitweiterbildung zu 100% und denen der berufsbegleitenden Weiterbildung zu 50% in einem Jahr absolviert werden.

Dies bedeutet eine Hilfe für kleinere Krankenhäuser und eine Erweiterung der Ausbildungskapazität.

Anlagen:

a) Anlage 22: Theoretischer Unterricht, Stundenplan Anaesthesie (S. 105–108)
b) Anlage 23: Theoretischer Unterricht, Stundenplan Intensivmedizin und Wiederbelebung (S. 109–112)
c) Anlage 24: Praktische Unterweisung, Stundenplan Anaesthesie (S. 113–114)
d) Anlage 25: Praktische Unterweisung, Stundenplan Intensivpflege und Wiederbelebung (S. 115–116)
e) Anlage 26: Praktische Unterweisung, Terminplan-Testate Anaesthesie (S. 117–118)
f) Anlage 27: Praktische Unterweisung, Terminplan-Testate Intensivpflege und Wiederbelebung (S. 119–120)
g) Anlage 28: Praktikum, Einsatzplan (S. 121)
h) Anlage 29: Leistungsnachweise (S. 123–158)

Anlage 22

Theoretischer Unterricht, Stundenplan Anaesthesie

Nr.	Datum	Thema	Std
1		Wirkungsort und Wirkungsart der Anaesthetika und Adjuvantien am Nervensystem	2
2		Klinische Zeichen der Wirkungen und Nebenwirkungen von Anaesthetika und Adjuvantien am Nervensystem	2
3		Wirkungen und Nebenwirkungen der Analgetika, Hypnotika und Tranquilizer	2
4		Wirkungen und Nebenwirkungen der Sympathikomimetika sowie Sympathiko- und Parasympathikolytika	2
5		Wirkungen und Nebenwirkungen von Injektionsnarkosemitteln	2
6		Wirkungen und Nebenwirkungen von Inhalationsnarkosemitteln	2
7		Wirkungen und Nebenwirkungen der Lokalanaesthetika	2
8		Wirkungen und Nebenwirkungen der Muskelrelaxantien	2
9		Funktionelle Anatomie des Respirationstraktes und der Lunge	2
10		Die zentrale und periphere Atemregulation	2
11		Funktionelle Anatomie und Physiologie der Reizbildung und Reizleitung im Herzen	2
12		Grundlagen des Elektrokardiogramms und Technik der Ableitung	2
13		Pathophysiologie der Reizleitung	2
14		Die Bedeutung der Vorerkrankungen und der Dauermedikation für Narkosevorbereitung, Narkosefähigkeit, Prämedikation, Auswahl der Narkosemittel und Narkoseverfahren	2

Anlage 22: Theoretischer Unterricht, Stundenplan Anaesthesie

Nr.	Datum	Thema	Std
15		Die Bedeutung des klinischen und Laborstatus für Narkosevorbereitung, Narkosefähigkeit, Prämedikation, Auswahl der Narkosemittel und Narkoseverfahren	2
16		Therapeutische Maßnahmen zur Wiederherstellung der Homöostase vor der Narkose	2
17		Therapeutische Maßnahmen zur Normalisierung der Lungenventilation vor und nach der Narkose	2
18		Mittel und Methoden der Prämedikation	2
19		Punktion und Freilegung von Gefäßen	2
20		Auswahl der Narkosemittel und Vorbereitung der Narkose	2
21		Narkosesysteme	2
22		Geräte zur Narkosebeatmung	2
23		Aufbau elektronischer Überwachungsgeräte	2
24		Bedienung elektronischer Überwachungsgeräte	2
25		Vorbereitung, Einleitung, Führung und Ausleitung der Äther-Mononarkose	2
26		Vorbereitung, Einleitung, Führung und Ausleitung der intravenösen Mononarkose	2
27		Vorbereitung, Einleitung, Führung und Ausleitung von Kombinationsnarkosen	2
28		Vorbereitung, Einleitung, Führung und Ausleitung von Kombinationsnarkosen	2
29		Anaesthesie bei diagnostischen Eingriffen in der Endoskopie	2
30		Anaesthesie bei diagnostischen Eingriffen in der Angiologie und Röntgenologie	2
31		Anaesthesie bei operativen Eingriffen in der Augenheilkunde	2
32		Anaesthesie bei operativen Eingriffen in der Hals-, Nasen-, Ohrenheilkunde und Zahn-, Mund- und Kieferklinik	2
33		Anaesthesie bei operativen Eingriffen in der Neurochirurgie	2

Anlage 22: Theoretischer Unterricht, Stundenplan Anaesthesie

Nr.	Datum	Thema	Std
34		Anaesthesie bei operativen Eingriffen in der Gynäkologie und Geburtshilfe	2
35		Anaesthesie bei operativen Eingriffen in der Urologie	2
36		Anaesthesie bei operativen Eingriffen der Thorax- und Herzchirurgie	2
37		Anaesthesie bei operativen Eingriffen der Abdominalchirurgie	2
38		Testexamen über a) zentrales und peripheres Nervensystem, endokrines System b) Kombinationsnarkosen	2
39		Anaesthesie bei operativen Eingriffen der Traumatologie und Orthopädie	2
40		Prämedikation, Vorbereitung, Einleitung, Führung, Ausleitung der Anaesthesie im Kindesalter	2
41		Anaesthesie bei Organ- und Hauttransplantation	2
42		Anaesthesie bei Schrittmacher-Implantation	2
43		Prämedikation, Vorbereitung, Einleitung, Führung, Ausleitung der Narkose bei geriatrischen Patienten	2
44		Prämedikation, Vorbereitung und Assistenz bei der Durchführung der Schleimhaut- und Infiltrationsanaesthesie	2
45		Vorbereitung und Assistenz bei der Durchführung der Spinal-, Peridural- und Sakralanaesthesie	2
46		Vorbereitung und Assistenz bei der Durchführung der Leitungsanaesthesie an der oberen Extremität	2
47		Vorbereitung und Assistenz bei der Durchführung der Leitungsanaesthesie an der unteren Extremität	2
48		Vorbereitung und Assistenz bei der Durchführung von diagnostischen und therapeutischen Nervenblockaden	2
49		Vorbereitung und Assistenz bei der Durchführung von diagnostischen und therapeutischen Nervenblockaden	2

Anlage 22: Theoretischer Unterricht, Stundenplan Anaesthesie

Nr.	Datum	Thema	Std
50		Anaesthesiebedingte Störungen der Atemfunktion	2
51		Anaesthesiebedingte Störungen der Herz-Kreislauffunktion	2
52		Operationsbedingte Störungen im Rahmen der anaesthesiologischen Nachbehandlung	2
53		Infusionslösungen zur Deckung des Basisbedarfs in der prä-, intra- und postoperativen Phase	2
54		Lösungen und Medikamente zur Behebung operationsbedingter Störungen des Endokriniums im Rahmen der anaesthesiologischen Nachbehandlung	2
55		Reinigung und Desinfektion des Narkose- und Intensivtherapiezubehörs	2
56		Testexamen über a) Lokale und Leitungsanaesthesie b) Behandlungs- und Überwachungsgeräte	2
57		Sterilisierung des Narkose- und Intensivtherapiezubehörs	2
58		Hygiene und Sterilität bei der Anaesthesie und Intensivmedizin	2
59		Information und Aufklärung des Patienten über anaesthesiologische Maßnahmen und ihre Komplikationsmöglichkeiten	2
60		Organisation des Anaesthesiedienstes	2

Anlage 23

Theoretischer Unterricht, Stundenplan
Intensivmedizin und Wiederbelebung

Nr.	Datum	Thema	Std
1		Sauerstoffaufnahme im menschlichen Organismus	2
2		Sauerstofftransport im menschlichen Organismus	2
3		Sauerstoffversorgung der Zelle und ihre Störungen	2
4		Praktisch wichtige Größen der Lungenventilation	2
5		Methoden und Geräte zur Kontrolle der Lungenventilation	2
6		Meßgrößen und Meßmethoden zur Kontrolle der Sauerstoffaufnahme und Kohlensäureabgabe in der Lunge	2
7		Sauerstofftherapie	2
8		Behandlungsmaßnahmen zur Behebung von Störungen des Gasaustausches in der Lunge als Folge von Lungenkompression, Verlegung des Tracheobronchialbaums und erhöhter Totraumventilation	2
9		Krankengymnastische Maßnahmen zur Normalisierung der alveolären Ventilation	2
10		Die Methoden der künstlichen Beatmung	2
11		Volumen- und flow-gesteuerte Beatmungsgeräte	2
12		Druckgesteuerte Beatmungsgeräte	2
13		Beatmungsgeräte in der Pädiatrie	2
14		Allgemein pflegerische Maßnahmen bei der Beatmung	2
15		Pflegerisch-therapeutische Maßnahmen bei der Beatmung	2
16		Allgemeine physio-therapeutische Maßnahmen während und nach Langzeitbeatmung	2
17		Ausleitung und Rekonvaleszenz nach Langzeitbeatmung	2

Anlage 23: Theoretischer Unterricht, Stundenplan Intensivmedizin und Wiederbelebung

Nr.	Datum	Thema	Std
18		Die hämodynamische Bedeutung der Herzleistung	2
19		Künstlicher Kreislauf	2
20		Funktionelle Anatomie und Physiologie des Kreislaufs	2
21		Durchblutungsgrößen der Teilkreisläufe	2
22		Testexamen über a) Atemfunktion b) Kreislauffunktion	2
23		Die Bedeutung des Blutvolumens und der Blutvolumenzusammensetzung für die Durchblutung der Organe	2
24		Blutgerinnung - Fibrinolyse	
25		Auswirkungen der intravasalen Gerinnung auf Gasaustausch und Mikrozirkulation und ihre Behandlung	2
26		Bedarf an Wasser, Elektrolyten, Eiweiß und energiespendenden Substanzen	2
27		Ernährung des Patienten in der Intensivmedizin	2
28		Homöostatische Funktion der Niere	2
29		Störungen des Wasser-, Natrium- und Kalium-Haushaltes	2
30		Therapie der Störungen des Wasser-, Natrium- und Kalium-Haushaltes	2
31		Säure-Basen-Gleichgewicht und seine Störungen	2
32		Therapie der metabolischen Störungen im Säure-Basen-Haushalt	2
33		Peritoneal- und Hämodialyse	2
34		Testexamen über a) Nierenfunktion, Wasser-, Elektrolyt- und Säure-Basen-Haushalt b) Wärme- und Energiehaushalt	2
35		Grundbegriffe der Behandlung mit Antibiotika und Chemotherapeutika	2
36		Die häufigsten Gifte und ihre Wirkungsweisen	2

Anlage 23: Theoretischer Unterricht, Stundenplan Intensivmedizin und Wiederbelebung

Nr.	Datum	Thema	Std
37		Allgemeine Verhaltensregeln bei Vergiftungen - kausale Soforttherapie	2
38		Erkennung und Behandlung von Vergiftungen mit Barbituraten, Alkylphosphaten und Kohlenmonoxyd in der Klinik	2
39		Erkennung und Behandlung der endogenen Intoxikationen	2
40		Ärztliche, krankengymnastische und pflegerische Therapiemaßnahmen bei der Tetanuserkrankung	2
41		Die Verbrennungskrankheit und ihre Erstbehandlung	2
42		Pflegerische und krankengymnastische Maßnahmen bei der Verbrennungskrankheit	2
43		Spezielle Probleme der pflegerischen und krankengymnastischen Behandlung bei Polytraumatisierten	2
44		Spezielle Gesichtspunkte der Intensivmedizin im ersten Lebensjahr	2
45		Notfallversorgung außerhalb und innerhalb des Krankenhauses	2
46		Testexamen über a) Beatmungstherapie b) pflegerisch-therapeutische Maßnahmen	2
47		Notfallrettung, Lagerung, Blutstillung, Schienung	2
48		Freimachen-Freihalten der Atemwege und Atemspende	2
49		Schock: Erkennung und Überwachung	2
50		Maßnahmen, Mittel und Geräte bei der Schockbehandlung	2
51		Kardiale und kardio-pulmonale Wiederbelebung	2
52		Besonderheiten der Notfallversorgung im Kindesalter	2
53		Anleitung zur Übung der Notfallrettung, Lagerung, Blutstillung und Schienung	2
54		Klausurarbeit	2
55		Anleitung zur Übung der pulmonalen Wiederbelebung an Phantomen und der Bedienung von Hilfsgeräten	2

Anlage 23: Theoretischer Unterricht, Stundenplan Intensivmedizin und Wiederbelebung

Nr.	Datum	Thema	Std
56		Anleitung zur Übung der kardialen und kardio-pulmonalen Wiederbelebung an Phantomen und der Bedienung von Hilfsgeräten	2
57		Bauliche Voraussetzungen für die Intensivmedizin	2
58		Apparative und medikamentöse Bevorratung	2
59		Personelle Besetzung der Intensivmedizin	2
60		Organisatorische und psychologische Probleme in der Intensivmedizin	2

Anlage 24

Praktische Unterweisung, Stundenplan
Anaesthesie

Themen-gruppe	Thema	Std
1.	Einrichtung der Einleitungsräume/Aufwachraum, Einrichtung der Op-Räume, Desinfektion/Sterilisation, allgemeine Organisations- und Ausbildungsrichtlinien	9
2.	Testat über Organisatorische Aufgaben in der Anaesthesie	1
3.	Zubehör und Geräte zur Intubation und ihre Handhabung	18
4.	Testat über Desinfektion und Sterilisation von Geräten	1
5.	Narkosegeräte: Aufbau, Zubehör, Hilfsgeräte, Handhabung, Funktionskontrolle	38
6.	Testat über Narkosesysteme und Narkosegeräte	4
7.	Überwachungs- und Behandlungsgeräte für die Narkose: Aufbau, Zubehör, Handhabung, Funktionskontrolle	18
8.	Testat über a) Überwachung der Atemfunktion b) Überwachung der Kreislauffunktion	2
9.	Vorbereitung und Assistenz bei der Katheterisierung und Freilegung von Gefäßen, Tracheotomie	18
10.	Testat über a) Vorbereitung und Assistenz bei der Freilegung und Katheterisierung von Venen und Arterien b) Vorbereitung und Assistenz bei der Durchführung der Tracheotomie	2
11.	Injektion, Infusion, Transfusion	18
12.	Testat über a) Injektionen, Katheter, Infusionen b) Bluttransfusionen	2
13.	Maßnahmen, Mittel und Geräte zur Narkosevorbereitung des Patienten	9

Anlage 24: Praktische Unterweisung, Stundenplan Anaesthesie

Themen-gruppe	Thema	Std
14.	Narkoseprotokoll, Lagerung des Patienten, Überwachung bei der Einleitung der Narkose	18
15.	Testat über Dokumentation und Protokollführung in der Anaesthesie	2
16.	Vorbereitung und Durchführung von intravenösen Mononarkosen	9
17.	Testat über Vorbereitung und Durchführung von Injektionsanaesthesien	2
18.	Maskenbeatmung und Intubation	18
19.	Vorbereitung, Einleitung und Durchführung von Kombinationsnarkosen mit Inhalationsnarkotika	24
20.	Vorbereitung, Einleitung und Durchführung der Neuroleptanalgesie und -anaesthesie	9
21.	Spezielle Probleme der Narkose bei diagnostischen und therapeutischen Eingriffen in den poliklinischen Bereichen	9
22.	Spezielle Probleme der Narkose bei diagnostischen und therapeutischen Eingriffen in den operativen Fächern außerhalb der Allgemeinchirurgie	18
23.	Spezielle Probleme der Narkose bei diagnostischen und therapeutischen Eingriffen in der konservativen Medizin	10
24.	Narkose bei Säuglingen und Kleinkindern	18
25.	Testat über Vorbereitung und Durchführung von Inhalations- und Kombinationsanaesthesien	10
26.	Lokal- und Leitungsanaesthesie: Instrumentarium, Medikamente und Zubehör, Vorbereitung und Zusammenstellung der Sets für die vorgesehene Methode	10
27.	Lokal- und Leitungsanaesthesie: Vorbereitung und Lagerung des Patienten, Assistenz und Überwachung	10
28.	Testat über Vorbereitung und Durchführung von Regionalanasthesien	2
29.	Postanaesthesiologische Überwachung im Aufwachraum	9
30.	Testat über Funktion des Einleitungs- und Ausleitungsraumes	2

Anlage 25

Praktische Unterweisung, Stundenplan
Intensivpflege und Wiederbelebung

Themen-gruppe	Thema	Std
1.	Einrichtung, Hygiene, Organisation	18
2.	Dokumentation - Funktionsablauf	9
3.	Testat über a) Organisatorische Aufgaben in der Intensivtherapie b) Dokumentation und Protokollführung in der Intensivtherapie	2
4.	Bedienung, Wartung, Desinfektion und Sterilisation verschiedener Beatmungsgeräte und des Zubehörs	18
5.	Testat über a) Zeit- und volumengesteuerte Beatmungsgeräte b) Druckgesteuerte Beatmungsgeräte	4
6.	Klinische und apparative Überwachung des Patienten	18
7.	Grundpflege des Patienten	9
8.	Testat über Allgemeine pflegerische und hygienische Maßnahmen in der Intensivtherapie	4
9.	Prophylaktische und therapeutische Maßnahmen zur Normalisierung der Lungenfunktion	18
10.	Testat über Durchführung der Inhalationstherapie	2
11.	Maßnahmen der Pneumonieprophylaxe	18
12.	Testat über Endobronchiale Absaugung	1
13.	Die Durchführung der assistierten und kontrollierten Beatmung	30
14.	Maßnahmen zur Ausleitung der künstlichen Beatmung und während der Rekonvaleszenz	18

Anlage 25: Praktische Unterweisung, Stundenplan Intensivpflege und Wiederbelebung

Themen-gruppe	Thema	Std
15.	Testat über a) Erkennung und Notmaßnahmen bei akuten pulmonalen Komplikationen b) Pflegerisch-therapeutische Maßnahmen bei relaxierten und beatmeten Patienten	8
16.	Kavakatheter	9
17.	Die Handhabung der Magensonde als diagnostisches und therapeutisches Hilfsmittel	9
18.	Der Blasenkatheter	4
19.	Hilfsmaßnahmen zur Regulierung der Darmtätigkeit	4
20.	Testat über Das Legen und die Pflege von Sonden und Kathetern	2
21.	Injektionen, Infusion, Transfusion in der Intensivtherapie	18
22.	Testat über a) Überwachung der Stoffwechselbilanzgrößen b) Ernährung von Intensivtherapiepatienten	2
23.	Maßnahmen zur Temperaturregulation und Kontrolle der Temperatur	9
24.	Diagnostische und therapeutische Punktionen	18
25.	Drainagen	9
26.	Durchführung der Pflege, Überwachung und Behandlung bei speziellen internistischen Grundkrankheiten	18
27.	Durchführung der Pflege, Überwachung und Behandlung in der pädiatrischen Intensivtherapie	18
28.	Testat über Notwendige Maßnahmen für die Vorbereitung von Untersuchungsmaterial - Laboruntersuchungen	2
29.	Wiederbelebung: Praktische Übungen der Maßnahmen an Phantomen und Geräten	18
30.	Testat über a) Lebensrettende Sofortmaßnahmen b) Durchführung der kardialen Wiederbelebung c) Kardio-pulmonale Wiederbelebung in der Klinik	3

Anlage 26

Praktische Unterweisung, Terminplan-Testate
Anaesthesie

Nr.	Termine Uhrzeit/Datum	Thema
1	/ / / /	Organisatorische Aufgaben in der Anaesthesie
2	/ / / /	Desinfektion und Sterilisation von Geräten
3	/ / / /	Narkosesysteme und Narkosegeräte
4	/ / / /	Überwachung der Atemfunktion
5	/ / / /	Überwachung der Kreislauffunktion
6	/ / / /	Vorbereitung und Assistenz bei der Freilegung und Katheterisierung von Venen und Arterien
7	/ / / /	Vorbereitung und Assistenz bei der Durchführung der Tracheotomie
8	/ / / /	Injektionen, Katheter, Infusionen

Anlage 26: Praktische Unterweisung, Terminplan-Testate Anaesthesie

Nr.	Termine Uhrzeit/Datum	Thema
9	/ / / /	Bluttransfusionen
10	/ / / /	Dokumentation und Protokollführung in der Anaesthesie
11	/ / / /	Vorbereitung und Durchführung von Injektionsanaesthesien
12	/ / / /	Vorbereitung und Durchführung von Inhalations- und Kombinations- anaesthesien
13	/ / / /	Vorbereitung und Durchführung von Regionalanaesthesien
14	/ / / /	Funktion des Einleitungs- und Ausleitungsraumes

Vermerk:

Ltd. Facharzt
der Weiterbildung

Ltd. Fachschwester/-pfleger
der Weiterbildung

Anlage 27

Praktische Unterweisung, Terminplan-Testate
Intensivpflege und Wiederbelebung

Nr.	Termine Uhrzeit/Datum	Thema
1	/ / / /	Organisatorische Aufgaben in der Intensivtherapie
2	/ / / /	Dokumentation und Protokollführung in der Intensivtherapie
3	/ / / /	Zeit- und volumengesteuerte Beatmungsgeräte
4	/ / / /	Druckgesteuerte Beatmungsgeräte
5	/ / / /	Allgemeine pflegerische und hygienische Maßnahmen in der Intensivtherapie
6	/ / / /	Durchführung der Inhalationstherapie
7	/ / / /	Endobronchiale Absaugung
8	/ / / /	Erkennung und Notmaßnahmen bei akuten pulmonalen Komplikationen

Anlage 27: Praktische Unterweisung, Terminplan-Testate Intensivpflege und Wiederbelebung

Nr.	Termine Uhrzeit/Datum	Thema
9	/ / / /	Pflegerisch-therapeutische Maßnahmen bei relaxierten und beatmeten Patienten
10	/ / / /	Das Legen und die Pflege von Sonden und Kathetern
11	/ / / /	Überwachung der Stoffwechselbilanzgrößen
12	/ / / /	Ernährung von Intensivtherapiepatienten
13	/ / / /	Notwendige Maßnahmen für die Vorbereitung von Untersuchungsmaterial – Laboruntersuchungen
14	/ / / /	Lebensrettende Sofortmaßnahmen
15	/ / / /	Durchführung der kardialen Wiederbelebung
16	/ / / /	Kardio-pulmonale Wiederbelebung in der Klinik

Vermerk:

Ltd. Facharzt
der Weiterbildung

Ltd. Fachschwester/-pfleger
der Weiterbildung

Anlage 28

Praktikum, Einsatzplan

Name: .... Beg. d. Weiterb.: ....

Vorname: .... Ende d. Weiterb.: ....

Geb. Dat.: ....

Bereich	Datum		Zahl der Wochen			Nettoeinsatz	
	von	bis	Einsatz	Urlaub	Krankh.	Anaesth.	ITH

Gesamt in Wochen: _____

Vermerk:

Ltd. Facharzt
der Weiterbildung

Ltd. Fachschwester/-pfleger
der Weiterbildung

Anlage 29

Weiterbildung
Fachkrankenpflege

Anaesthesie
und
Intensivmedizin

Leistungsnachweis

Anlage 29: Weiterbildung Fachkrankenpflege

Leistungsnachweise für die
Zulassung zur Abschlußprüfung

Nachweis von:

240 Stunden theoretischen Unterrichtes
(50 % Anaesthesie - 50 % Intensivpflege
und Wiederbelegung)

10 schriftlichen Testexamen

640 Stunden praktischer Unterweisung
(50 % Anaesthesie - 50 % Intensivpflege
und Wiederbelebung)

30 mündlichen Testaten

74 Wochen Praktikum
(mindestens 37 Wochen in Intensivpflege)

Vorlage von:

zwei Protokollen über jeweils eine Stunde
theoretischen Unterrichtes

einer mit Erfolg durchgeführten zweistündigen Klausurarbeit

Berufszeitbegleitende Weiterbildung:

Alle Leistungsnachweise müssen innerhalb
von 2 Jahren erbracht werden.

Vollzeitweiterbildung:

Alle Leistungsnachweise müssen - mit Ausnahme von 48 Wochen Praktikum - innerhalb
des Unterrichtsjahres erbracht werden.

Anlage 29: Weiterbildung Fachkrankenpflege

Name: _____

Vorname: _____

Geb. Dat.: _____

Beginn der
Weiterbildung: _____

Ende der
Weiterbildung: _____

vorgelegt in der Weiterbildungsstätte

Datum	Unterschrift
Datum	Unterschrift
Datum	Unterschrift
Datum	Unterschrift

Die Leistungsnachweise müssen halbjährlich dem Leitenden Facharzt oder der Leitenden Fachschwester/-pfleger der Weiterbildung vorgelegt werden.

Anlage 29: Weiterbildung Fachkrankenpflege

Inhaltsverzeichnis

Seite

Theoretischer Unterricht:

Stundennachweis - Anaesthesie

Stundennachweis - Intensivpflege und Wiederbelebung

Testexamina

Unterrichtsprotokolle und Klausurarbeit

Praktische Unterweisung:

Stundennachweis - Anaesthesie

Stundennachweis - Intensivpflege und Wiederbelegung

Testate Anaesthesie

Testate Intensivpflege und Wiederbelebung

Praktikum:

Wochennachweis

Beurteilung im Tätigkeitsbereich

Anlage 29: Weiterbildung Fachkrankenpflege

Theoretischer Unterricht
Stundennachweis
Anaesthesie

Nr.	Thema	Std. Zahl	Datum	Unterschrift der Lehrkraft
1	Wirkungsort und Wirkungsart der Anaesthetika und Adjuvantien am Nervensystem			
2	Klinische Zeichen der Wirkungen und Nebenwirkungen von Anaesthetika und Adjuvantien am Nervensystem			
3	Wirkungen und Nebenwirkungen der Analgetika, Hypnotika und Tranquilizer			
4	Wirkungen und Nebenwirkungen der Sympathikomimetika sowie Sympathiko- und Parasympathikolytika			
5	Wirkungen und Nebenwirkungen von Injektionsnarkosemitteln			
6	Wirkungen und Nebenwirkungen von Inhalationsnarkosemitteln			
7	Wirkungen und Nebenwirkungen der Lokalanaesthetika			
8	Wirkungen und Nebenwirkungen der Muskelrelaxantien			

Anlage 29: Weiterbildung Fachkrankenpflege

Nr.	Thema	Std. Zahl	Datum	Unterschrift der Lehrkraft
9	Funktionelle Anatomie des Respirationstraktes und der Lunge			
10	Die zentrale und periphere Atemregulation			
11	Funktionelle Anatomie und Physiologie der Reizbildung und Reizleitung im Herzen			
12	Grundlagen des Elektrokardiogramms und Technik der Ableitung			
13	Pathophysiologie der Reizleitung			
14	Die Bedeutung der Vorerkrankungen und der Dauermedikation für Narkosevorbereitung, Narkosefähigkeit, Prämedikation, Auswahl der Narkosemittel und Narkoseverfahren			
15	Die Bedeutung des klinischen und Laborstatus für Narkosevorbereitung, Narkosefähigkeit, Prämedikation, Auswahl der Narkosemittel und Narkoseverfahren			
16	Therapeutische Maßnahmen zur Wiederherstellung der Homöostase vor der Narkose			
17	Therapeutische Maßnahmen zur Normalisierung der Lungenventilation vor und nach der Narkose			

Anlage 29: Weiterbildung Fachkrankenpflege

Nr.	Thema	Std. Zahl	Datum	Unterschrift der Lehrkraft
18	Mittel und Methoden der Prämedikation			
19	Punktion und Freilegung von Gefäßen			
20	Auswahl der Narkosemittel und Vorbereitung der Narkose			
21	Narkosesysteme			
22	Geräte zur Narkosebeatmung			
23	Aufbau elektronischer Überwachungsgeräte			
24	Bedienung elektronischer Überwachungsgeräte			
25	Vorbereitung, Einleitung, Führung und Ausleitung der Äther-Mononarkose			
26	Vorbereitung, Einleitung, Führung und Ausleitung der intravenösen Mononarkose			

Anlage 29: Weiterbildung Fachkrankenpflege

Nr.	Thema	Std. Zahl	Datum	Unterschrift der Lehrkraft
27	Vorbereitung, Einleitung, Führung und Ausleitung von Kombinationsnarkosen			
28	Vorbereitung, Einleitung, Führung und Ausleitung von Kombinationsnarkosen			
29	Anaesthesie bei diagnostischen Eingriffen in der Endoskopie			
30	Anaesthesie bei diagnostischen Eingriffen in der Angiologie und Röntgenologie			
31	Anaesthesie bei operativen Eingriffen in der Augenheilkunde			
32	Anaesthesie bei operativen Eingriffen in der Hals-, Nasen-, Ohrenheilkunde und Zahn-, Mund- und Kieferklinik			
33	Anaesthesie bei operativen Eingriffen in der Neurochirurgie			
34	Anaesthesie bei operativen Eingriffen in der Gynäkologie und Geburtshilfe			
35	Anaesthesie bei operativen Eingriffen in der Urologie			

Anlage 29: Weiterbildung Fachkrankenpflege

Nr.	Thema	Std. Zahl	Datum	Unterschrift der Lehrkraft
36	Anaesthesie bei operativen Eingriffen der Thorax- und Herzchirurgie			
37	Anaesthesie bei operativen Eingriffen der Abdominalchirurgie			
38	Testexamen über: a) zentrales und peripheres Nervensystem, endokrines System b) Kombinationsnarkosen			
39	Anaesthesie bei operativen Eingriffen der Traumatologie und Orthopädie			
40	Prämedikation, Vorbereitung, Einleitung, Führung, Ausleitung der Anaesthesie im Kindesalter			
41	Anaesthesie bei Organ- und Hauttransplantationen			
42	Anaesthesie bei Schrittmacher-Implantation			
43	Prämedikation, Vorbereitung, Einleitung, Führung, Ausleitung der Narkose bei geriatrischen Patienten			
44	Prämedikation, Vorbereitung und Assistenz bei der Durchführung der Schleimhaut- und Infiltrationsanaesthesie			

Anlage 29: Weiterbildung Fachkrankenpflege

Nr.	Thema	Std. Zahl	Datum	Unterschrift der Lehrkraft
45	Vorbereitung und Assistenz bei der Durchführung der Spinal-, Peridural- und Sakralanaesthesie			
46	Vorbereitung und Assistenz bei der Durchführung der Leitungsanaesthesie an der oberen Extremität			
47	Vorbereitung und Assistenz bei der Durchführung der Leitungsanaesthesie an der unteren Extremität			
48	Vorbereitung und Assistenz bei der Durchführung von diagnostischen und therapeutischen Nervenblockaden			
49	Vorbereitung und Assistenz bei der Durchführung von diagnostischen und therapeutischen Nervenblockaden			
50	Anaesthesiebedingte Störungen der Atemfunktion			
51	Anaesthesiebedingte Störungen der Herz-Kreislauffunktion			
52	Operationsbedingte Störungen im Rahmen der anaesthesiologischen Nachbehandlung			
53	Infusionslösungen zur Deckung des Basisbedarfs in der prä-, intra- und postoperativen Phase			

Anlage 29: Weiterbildung Fachkrankenpflege

Nr.	Thema	Std. Zahl	Datum	Unterschrift der Lehrkraft
54	Lösungen und Medikamente zur Behebung operationsbedingter Störungen des Endokriniums im Rahmen der anaesthesiologischen Nachbehandlung			
55	Reinigung und Desinfektion des Narkose- und Intensivtherapiezubehörs			
56	Testexamen über a) Lokale und Leitungsanaesthesie b) Behandlungs- und Überwachungsgeräte			
57	Sterilisierung des Narkose- und Intensivtherapiezubehörs			
58	Hygiene und Sterilität in der Anaesthesie und Intensivmedizin			
59	Information und Aufklärung des Patienten über anaesthesiologische Maßnahmen und ihre Komplikationsmöglichkeiten			
60	Organisation des Anaesthesiedienstes			

gesamte abgeleistete Stundenzahl: _____

Anlage 29: Weiterbildung Fachkrankenpflege

Theoretischer Unterricht
Stundennachweis
Intensivpflege - Wiederbelegung

Nr.	Thema	Std. zahl	Datum	Unterschrift der Lehrkraft
1	Sauerstoffaufnahme im menschlichen Organismus			
2	Sauerstofftransport im menschlichen Organismus			
3	Sauerstoffversorgung der Zelle und ihre Störungen			
4	Praktisch wichtige Größen der Lungenventilation			
5	Methoden und Geräte zur Kontrolle der Lungenventilation			
6	Meßgrößen und Meßmethoden zur Kontrolle der Sauerstoffaufnahme und Kohlensäureabgabe in der Lunge			
7	Sauerstofftherapie			
8	Behandlungsmaßnahmen zur Behebung von Störungen des Gasaustausches in der Lunge als Folge von Lungenkompression, Verlegung des Tracheobronchialbaumes und erhöhter Totraumventilation			

Anlage 29: Weiterbildung Fachkrankenpflege

Nr.	Thema	Std. zahl	Datum	Unterschrift der Lehrkraft
9	Krankengymnastische Maßnahmen zur Normalisierung der alveolären Ventilation			
10	Die Methoden der künstlichen Beatmung			
11	Volumen- und flow-gesteuerte Beatmungsgeräte			
12	Druckgesteuerte Beatmungsgeräte			
13	Beatmungsgeräte in der Pädiatrie			
14	Allgemein-pflegerische Maßnahmen bei der Beatmung			
15	Pflegerisch-therapeutische Maßnahmen bei der Beatmung			
16	Allgemeine physio-therapeutische Maßnahmen während und nach Langzeitbeatmung			
17	Ausleitung und Rekonvaleszenz nach Langzeitbeatmung			

Anlage 29: Weiterbildung Fachkrankenpflege

Nr.	Thema	Std. zahl	Datum	Unterschrift der Lehrkraft
18	Die hämodynamische Bedeutung der Herzleistung			
19	Künstlicher Kreislauf			
20	Funktionelle Anatomie und Physiologie des Kreislaufs			
21	Durchblutungsgrößen der Teilkreisläufe			
22	Testexamen über a) Atemfunktion b) Kreislauffunktion			
23	Die Bedeutung des Blutvolumens und der Blutvolumenzusammensetzung für die Durchblutung der Organe			
24	Blutgerinnung – Fibrinolyse			
25	Auswirkungen der intravasalen Gerinnung auf Gasaustausch und Mikrozirkulation und ihre Behandlung			
26	Bedarf an Wasser, Elektrolyten, eiweiß- und energiespendenden Substanzen			

Anlage 29: Weiterbildung Fachkrankenpflege

Nr.	Thema	Std. zahl	Datum	Unterschrift der Lehrkraft
27	Ernährung des Patienten in der Intensivmedizin			
28	Homöostatische Funktion der Niere			
29	Störungen des Wasser-, Natrium- und Kaliumhaushaltes			
30	Therapie der Störungen des Wasser-, Natrium- und Kaliumhaushaltes			
31	Säure-Basen-Gleichgewicht und seine Störungen			
32	Therapie der metabolischen Störungen im Säure-Basen-Haushalt			
33	Peritoneal- und Hämodialyse			
34	Testexamen über a) Nierenfunktion, Wasser-, Elektrolyt- und Säure-Basen-Haushalt b) Wärme- und Energiehaushalt			
35	Grundbegriffe der Behandlung mit Antibiotika und Chemotherapeutika			

Anlage 29: Weiterbildung Fachkrankenpflege

Nr.	Thema	Std. zahl	Datum	Unterschrift der Lehrkraft
36	Die häufigsten Gifte und ihre Wirkungsweisen			
37	Allgemeine Verhaltungsregeln bei Vergiftungen - kausale Soforttherapie			
38	Erkennung und Behandlung von Vergiftungen mit Barbituraten, Alkylphosphaten und Kohlenmonoxyd in der Klinik			
39	Erkennung und Behandlung der endogenen Intoxikationen			
40	Ärztliche, krankengymnastische und pflegerische Therapiemaßnahmen bei der Tetanuserkrankung			
41	Die Verbrennungskrankheit und ihre Erstbehandlung			
42	Pflegerische und krankengymnastische Maßnahmen bei der Verbrennungskrankheit			
43	Spezielle Probleme der pflegerischen und krankengymnastischen Behandlung bei Polytraumatisierten			
44	Spezielle Gesichtspunkte der Intensivmedizin im ersten Lebensjahr			

Anlage 29: Weiterbildung Fachkrankenpflege

Nr.	Thema	Std. zahl	Datum	Unterschrift der Lehrkraft
45	Notfallversorgung außerhalb und innerhalb des Krankenhauses			
46	Testexamen über a) Beatmungstherapie b) pflegerisch-therapeutische Maßnahmen			
47	Notfallrettung, Lagerung, Blutstillung, Schienung			
48	Freimachen - Freihalten der Atemwege und Atemspende			
49	Schock: Erkennung und Überwachung			
50	Maßnahmen, Mittel und Geräte bei der Schockbehandlung			
51	Kardiale und kardio-pulmonale Wiederbelebung			
52	Besonderheiten der Notfallversorgung im Kindesalter			
53	Anleitung zur Übung der Notfallrettung, Lagerung, Blutstillung und Schienung			

Anlage 29: Weiterbildung Fachkrankenpflege

Nr.	Thema	Std. zahl	Datum	Unterschrift der Lehrkraft
54	Klausurarbeit			
55	Anleitung zur Übung der pulmonalen Wiederbelebung an Phantomen und der Bedienung von Hilfsgeräten			
56	Anleitung zur Übung der kardialen und kardio-pulmonalen Wiederbelebung an Phantomen und der Bedienung von Hilfsgeräten			
57	Bauliche Voraussetzungen für die Intensivmedizin			
58	Apparative und medikamentöse Bevorratung			
59	Personelle Besetzung der Intensivmedizin			
60	Organisatorische und psychologische Probleme in der Intensivmedizin			

gesamte abgeleistete Stundenzahl:

Anlage 29: Weiterbildung Fachkrankenpflege

Theoretischer Unterricht

Testexamen

Nr.	Thema	Punktzahl	Datum	Unterschrift der Lehrkraft
1	Zentrales und peripheres Nervensystem, endokrines System			
2	Kombinationsnarkosen			
3	Lokale und Leitungsanaesthesie			
4	Behandlungs- und Überwachungsgeräte			
5	Atemfunktion			
6	Kreislauffunktion			
7	Nierenfunktion, Wasser-, Elektrolyt- und Säure-Basen-Haushalt			
8	Wärme- und Energiehaushalt			
9	Beatmungstherapie			
10	Pflegerisch-therapeutische Maßnahmen			

Anlage 29: Weiterbildung Fachkrankenpflege

Theoretischer Unterricht
Nachweis der Vorlage
Protokoll - Klausurarbeit

Unterrichtsprotokoll:

1. Vorlage am: ....

    über das Thema: ....

    ....

_____
Ltd. Facharzt oder
Fachschwester/-pfleger
der Weiterbildung

2. Vorlage am: ....

    über das Thema: ....

    ....

_____
Ltd. Facharzt oder
Fachschwester/-pfleger
der Weiterbildung

Klausurarbeit:

   Vorlage am: ....

   über das Thema: ....

   ....

   mit der Benotung (Punktzahl): ....

_____
Ltd. Facharzt oder
Fachschwester/-pfleger
der Weiterbildung

Anlage 29: Weiterbildung Fachkrankenpflege

Praktische Unterweisung
Stundennachweis
Anaesthesie

Nr.	Thema	Std. zahl	Datum	Unterschrift der Lehrkraft
1	Einrichtung der Einleitungsräume/ Aufwachraum, Einrichtung der Op-Räume, Desinfektion/Sterilisation, allgemeine Organisations- und Ausbildungsrichtlinien			
2	Testat über Organisatorische Aufgaben in der Anaesthesie			
3	Zubehör und Geräte zur Intubation und ihre Handhabung			
4	Testat über Desinfektion und Sterilisation von Geräten			
5	Narkosegeräte: Aufbau, Zubehör, Hilfsgeräte, Handhabung, Funktionskontrolle			
6	Testat über Narkosesysteme und Narkosegeräte			
7	Überwachungs- und Behandlungsgeräte für die Narkose: Aufbau, Zubehör, Handhabung, Funktionskontrolle			
8	Testat über a) Überwachung der Atemfunktion b) Überwachung der Kreislauffunktion			

Anlage 29: Weiterbildung Fachkrankenpflege

Nr.	Thema	Std. zahl	Datum	Unterschrift der Lehrkraft
9	Vorbereitung und Assistenz bei der Katheterisierung und Freilegung von Gefäßen, Tracheotomie			
10	Testat über a) Vorbereitung und Assistenz bei der Freilegung und Katheterisierung von Venen und Arterien b) Vorbereitung und Assistenz bei der Durchführung der Tracheotomie			
11	Injektion, Infusion, Transfusion			
12	Testat über a) Injektionen, Katheter, Infusionen b) Bluttransfusionen			
13	Maßnahmen, Mittel und Geräte zur Narkosevorbereitung des Patienten			
14	Narkoseprotokoll, Lagerung des Patienten, Überwachung bei der Einleitung der Narkose			
15	Testat über Dokumentation und Protokollführung in der Anaesthesie			

Anlage 29: Weiterbildung Fachkrankenpflege

Nr.	Thema	Std. zahl	Datum	Unterschrift der Lehrkraft
16	Vorbereitung und Durchführung von intravenösen Mononarkosen			
17	Testat über Vorbereitung und Durchführung von Injektionsanaesthesien			
18	Maskenbeatmung und Intubation			
19	Vorbereitung, Einleitung und Durchführung von Kombinationsnarkosen mit Inhalationsnarkotika			
20	Vorbereitung, Einleitung und Durchführung der Neuroleptanalgesie und -anaesthesie			
21	Spezielle Probleme der Narkose bei diagnostischen und therapeutischen Eingriffen in den poliklinischen Bereichen			
22	Spezielle Probleme der Narkose bei diagnostischen und therapeutischen Eingriffen in den operativen Fächern außerhalb der Allgemeinchirurgie			
23	Spezielle Probleme der Narkose bei diagnostischen und therapeutischen Eingriffen in der konservativen Medizin			
24	Narkose bei Säuglingen und Kleinkindern			

Anlage 29: Weiterbildung Fachkrankenpflege

Nr.	Thema	Std. zahl	Datum	Unterschrift der Lehrkraft
25	Testat über Vorbereitung und Durchführung von Inhalations- und Kombinationsanaesthesien			
26	Lokal- und Leitungsanaesthesie: Instrumentarium, Medikamente und Zubehör, Vorbereitung und Zusammenstellung der Sets für die vorgesehene Methode			
27	Lokal- und Leitungsanaesthesie: Vorbereitung und Lagerung des Patienten, Assistenz und Überwachung			
28	Testat über Vorbereitung und Durchführung von Regionalanaesthesien			
29	Postanaesthesiologische Überwachung im Aufwachraum			
30	Testat über Funktion des Einleitungs- und Ausleitungsraumes			

gesamte abgeleistete Stundenzahl: _____

Anlage 29: Weiterbildung Fachkrankenpflege

Praktische Unterweisung

Stundennachweis

Intensivpflege und Wiederbelebung

Nr.	Thema	Std. zahl	Datum	Unterschrift der Lehrkraft
1	Einrichtung, Hygiene, Organisation			
2	Dokumentation - Funktionsablauf			
3	Testat über			
	a) Organisatorische Aufgaben in der Intensivtherapie			
	b) Dokumentation und Protokollführung in der Intensivtherapie			
4	Bedienung, Wartung, Desinfektion und Sterilisation verschiedener Beatmungsgeräte und des Zubehörs			
5	Testat über			
	a) Zeit- und volumengesteuerte Beatmungsgeräte			
	b) Druckgesteuerte Beatmungsgeräte			
6	Klinische und apparative Überwachung des Patienten			

Anlage 29: Weiterbildung Fachkrankenpflege

Nr.	Thema	Std. zahl	Datum	Unterschrift der Lehrkraft
7	Grundpflege des Patienten			
8	Testat über Allgemeine pflegerische und hygienische Maßnahmen in der Intensivtherapie			
9	Prophylaktische und therapeutische Maßnahmen zur Normalisierung der Lungenfunktion			
10	Testat über Durchführung der Inhalationstherapie			
11	Maßnahmen der Pneumonieprophylaxe			
12	Testat über Endobronchiale Absaugung			
13	Die Durchführung der assistierten und kontrollierten Beatmung			
14	Maßnahmen zur Ausleitung der künstlichen Beatmung und während der Rekonvaleszenz			
15	Testat über a) Erkennung und Notmaßnahmen bei akuten pulmonalen Komplikationen b) Pflegerisch-therapeutische Maßnahmen bei relaxierten und beatmeten Patienten			

Anlage 29: Weiterbildung Fachkrankenpflege

Nr.	Thema	Std. zahl	Datum	Unterschrift der Lehrkraft
16	Kavakatheter			
17	Die Handhabung der Magensonde als diagnostisches und therapeutisches Hilfsmittel			
18	Der Blasenkatheter			
19	Hilfsmaßnahmen zur Regulierung der Darmtätigkeit			
20	Testat über Das Legen und die Pflege von Sonden und Kathetern			
21	Injektion, Infusion, Transfusion in der Intensivtherapie			
22	Testat über a) Überwachung der Stoffwechselbilanzgrößen b) Ernährung von Intensivtherapiepatienten			
23	Maßnahmen zur Temperaturregulation und Kontrolle der Temperatur			

Anlage 29: Weiterbildung Fachkrankenpflege

Nr.	Thema	Std. zahl	Datum	Unterschrift der Lehrkraft
24	Diagnostische und therapeutische Punktion			
25	Drainagen			
26	Durchführung der Pflege, Überwachung und Behandlung bei speziellen internistischen Grundkrankheiten			
27	Durchführung der Pflege, Überwachung und Behandlung in der pädiatrischen Intensivtherapie			
28	Testat über Notwendige Maßnahmen für die Vorbereitung von Untersuchungsmaterial - Laboruntersuchungen			
29	Wiederbelebung: Praktische Übungen der Maßnahmen an Phantomen und Geräten			
30	Testat über			
	a) Lebensrettende Sofortmaßnahmen			
	b) Durchführung der kardialen Wiederbelebung			
	c) Kardio-pulmonale Wiederbelebung in der Klinik			

gesamte geleistete Stundenzahl: _____

Anlage 29: Weiterbildung Fachkrankenpflege

Praktische Unterweisung
Anaesthesie
Testate

Nr.	Thema	Datum	Unterschrift der Lehrkraft
1	Organisatorische Aufgaben in der Anaesthesie		
2	Desinfektion und Sterilisation von Geräten		
3	Narkosesysteme und Narkosegeräte		
4	Überwachung der Atemfunktion		
5	Überwachung der Kreislauffunktion		
6	Vorbereitung und Assistenz bei der Freilegung und Katheterisierung von Venen und Arterien		
7	Vorbereitung und Assistenz bei der Durchführung der Tracheotomie		
8	Injektionen, Katheter, Infusionen		
9	Bluttransfusionen		
10	Dokumentation und Protokollführung in der Anaesthesie		
11	Vorbereitung und Durchführung von Injektionsanaesthesien		
12	Vorbereitung und Durchführung von Inhalations- und Kombinationsanaesthesien		
13	Vorbereitung und Durchführung von Regionalanaesthesien		
14	Funktion des Einleitungs- und Ausleitungsraumes		

Anlage 29: Weiterbildung Fachkrankenpflege

Praktische Unterweisung
Intensivpflege und Wiederbelebung
Testate

Nr.	Thema	Datum	Unterschrift der Lehrkraft
1	Organisatorische Aufgaben in der Intensivtherapie		
2	Dokumentation und Protokollführung in der Intensivtherapie		
3	Zeit- und volumengesteuerte Beatmungsgeräte		
4	Druckgesteuerte Beatmungsgeräte		
5	Allgemeine pflegerische und hygienische Maßnahmen in der Intensivtherapie		
6	Durchführung der Inhalationstherapie		
7	Endobronchiale Absaugung		
8	Erkennung und Notmaßnahmen bei akuten pulmonalen Komplikationen		
9	Pflegerisch-therapeutische Maßnahmen bei relaxierten und beatmeten Patienten		
10	Das Legen und die Pflege von Sonden und Kathetern		
11	Überwachung der Stoffwechselbilanzgrößen		
12	Ernährung von Intensivtherapiepatienten		
13	Notwendige Maßnahmen für die Vorbereitung von Untersuchungsmaterial - Laboruntersuchungen		
14	Lebensrettende Sofortmaßnahmen		
15	Durchführung der kardialen Wiederbelebung		
16	Kardio-pulmonale Wiederbelebung in der Klinik		

Anlage 29: Weiterbildung Fachkrankenpflege

Praktikum

Wochennachweis

Bereich	Datum		Zahl der Wochen			Nettoeinsatz	
	von	bis	Einsatz	Urlaub	Krankh.	Anaesth.	ITH

Gesamt in Wochen:

Anlage 29: Weiterbildung Fachkrankenpflege

Praktikum
Beurteilung im Tätigkeitsbereich

Bereich	Datum		Beurteilung des zuständigen Arztes und der/des zuständigen Fachschwester/-pfleger
	von	bis	

Anlage 29: Weiterbildung Fachkrankenpflege

Bereich	Datum		Beurteilung des zuständigen Arztes und der/des zuständigen Fachschwester/-pfleger
	von	bis	

Anlage 29: Weiterbildung Fachkrankenpflege

Bereich	Datum		Beurteilung des zuständigen Arztes und der/des zuständigen Fachschwester/-pfleger
	von	bis	

Anlage 29: Weiterbildung Fachkrankenpflege

<u>Eintragungen</u>

3. Durchführung von Prüfungen

3.1. Prüfungsordnung

In den „Richtlinien..." sind detaillierte Rahmenvorschriften für die Durchführung von Prüfungen gegeben worden.
Dennoch hat es sich als notwendig erwiesen, eine Prüfungsordnung (s. Anlage 30; S. 164–169) auszugsweise anzufertigen. Einerseits verlangt das Arbeitsamt für die Prüfung der Förderungsfähigkeit der Weiterbildungsmaßnahme die Vorlage der Prüfungsordnung bei der Antragstellung, andererseits hat sich diese als wertvolle Orientierungshilfe sowohl für die Prüfungskommission, als auch für die Prüflinge erwiesen. Das wiederholte Aufsuchen der einzelnen zutreffenden Stellen in den „Richtlinien..." ist zu mühsam.

3.2. Zwischenprüfungen

3.2.1. Testexamina

Die Termine der Testexamina sind in den Stundenplänen für den theoretischen Unterricht anzugeben (s. dort).
Die Themen der einzelnen Testexamina sind in den „Richtlinien..." festgelegt. Es hat sich als ausreichend und auch als praktikabel erwiesen, wenn im Rahmen dieser schriftlichen Zwischenprüfungen 25 „Multiple Choice – Fragen" für ein Thema gestellt werden.
Alle 25 Antworten sollen nach dem Punktsystem 0–10 durch die Lehrkraft einzeln benotet werden. Der Mittelwert ergibt dann die Gesamtbenotung des Testexamens. Diese Benotung muß in den „Leistungsnachweisen" (s. dort) angegeben und mit der Unterschrift der Lehrkraft bestätigt werden.

Die „Multiple Choice – Fragen" sollen in der Form gestellt werden:
RICHTIG-ANTWORT-AUFGABE
Zu einer Frage oder Behauptung werden mehrere Antworten, bzw. Begründungen angegeben, von denen nur eine richtig ist.
Beispiel:
Die Atemfrequenz eines 4 Wochen alten Säuglings schwankt zwischen:
a) 20 – 40 pro min
b) 40 – 60 pro min
c) 60 – 80 pro min
d) 80 –100 pro min

3.2.2. Unterrichtsprotokolle

Das jeweilige Thema dieser Kontrollaufgaben ergibt sich aus dem Lehrplan. Mit den einzelnen Teilnehmern der Weiterbildung sollen die zu protokollierenden Unterrichtsstunden im voraus vereinbart werden, um zu vermeiden, daß mehrere Teilnehmer dieselbe Unterrichtsstunde protokollieren. Die Protokolle sind dem leitenden Facharzt bzw. der/dem leitenden Fachschwester/-pfleger der Weiterbildung vorzulegen. Die Vorlage muß in den Leistungsnachweisen (s. dort) mit Unterschrift bestätigt werden.

3.2.3. Klausurarbeit

Der Termin der Klausurarbeit wird in dem Lehrplan für den theoretischen Unterricht im voraus angegeben. Es hat sich bewährt, zwei mittelschwere Fragen aus dem schon abgehandelten Unterrichtsstoff zu stellen; eine Frage aus dem Themenkreis Anaesthesie und die zweite aus dem Stoffgebiet Intensivpflege. Diese Fragen sollen ausführlich beantwortet werden. Die aufsichtsführende Lehrkraft benotet die Antworten auf die zwei Fragen einzeln nach dem Punktsystem 0–10. Der Mittelwert ergibt dann die Gesamtbenotung der zweistündigen Klausurarbeit.

Die Teilnehmer der Weiterbildung müssen die benotete Arbeit dem leitenden Facharzt bzw. der/dem leitenden Fachschwester/-pfleger der Weiterbildung vorlegen. Die Gesamtbenotung wird in die Leistungsnachweise (s. dort) eingetragen und die Vorlage der Klausurarbeit mit Unterschrift bestätigt.

3.3. Abschlußprüfung

3.3.1. Anmeldung und Zulassung zur Abschlußprüfung

Die langjährigen Erfahrungen mit der technischen Durchführung des notwendigen Schriftwechsels in Verbindung mit den Prüfungen hat den Wunsch nach Vereinheitlichung mit sich gebracht. Aus diesen Gründen sind in den Anlagen 31–42 (S. 170–181) die entsprechenden Formblätter angegeben. Die Anzahl und der Inhalt dieser Formblätter mögen vielleicht auf den ersten Blick den Eindruck des Bürokratismus erwecken, sie sind aber unter Berücksichtigung aller diesbezüglichen Vorschriften der „Richtlinien..." abgefaßt, so daß ihre Anwendung nicht nur eine Vereinheitlichung des Geschäftsganges, sondern auch wesentliche Zeitersparungen mit sich bringt.

3.3.2. Schriftliche theoretische Prüfung

Zur Durchführung der Teilprüfungen dieses Prüfungsabschnittes hat sich folgendes Vorgehen bewährt:
Teilprüfung a) Anaesthesie
10 Multiple Choice – Fragen aus dem Bereich Anaesthesie,
3 Fragen aus dem Bereich der Anaesthesie. Für diese Fragen werden Antworten in Stichworten, bzw. Skizzen verlangt,
1 Frage aus dem Bereich der Anaesthesie. Für diese Frage soll die Antwort in ausführlicher Form erfolgen.
Teilprüfung b) Intensivpflege
10 Multiple Choice – Fragen aus dem Bereich Intensivpflege und Wiederbelebung,
3 Fragen aus dem Bereich Intensivpflege und Wiederbelebung. Die Antworten erfolgen in Stichworten, bzw. Skizzen,
1 Frage aus dem Bereich der Intensivpflege und Wiederbelebung. Die Antwort soll in ausführlicher Form erfolgen.
Zur Gestaltung der „Multiple Choice – Fragen" sollen folgende 2 Varianten herangezogen werden:
RICHTIG–ANTWORT–AUFGABE
Beispiel: siehe oben
MEHRFACH–RICHTIG–ANTWORT–AUFGABE
Zu einer einleitenden Frage oder Behauptung werden mehrere Antworten, bzw. Begründungen angeboten, von denen mehrere richtig sind.
Beispiel:
Wo ist das Acetylcholin Überträgersubstanz?
a) in den motorischen Endplatten
b) an den postganglionären parasympathischen Nervenendigungen
c) in autonomen Ganglien
d) an postganglionären sympathischen Nervenendigungen
e) in allen den genannten Fällen
Zur Gestaltung der drei Fragen mit Kurzantworten soll nach folgendem Beispiel verfahren werden:
Es wird eine eindeutige Frage gestellt oder eine eindeutige Anweisung gegeben.
Beispiel:
Beschreiben Sie die normale EKG-Kurve nach Ableitung an den Extremitäten in Stichworten (Skizzen erlaubt).
Zur Gestaltung der Frage mit ausführlicher Antwort soll nach folgendem Beispiel verfahren werden:
Es wird eine eindeutige Frage gestellt oder eine eindeutige Anweisung gegeben.

Beispiel:
Welche pflegerischen und pflegerisch-therapeutischen Maßnahmen sollen bei relaxierten und kontrolliert beatmeten Patienten regelmäßig vorgenommen werden?
Für die Durchführung dieses Prüfungsabschnittes sind zwei Stunden erforderlich.
Die Auswertung der Antworten und die Benotung wird von dem Zensor vorgenommen. Die beiden Teilprüfungen müssen getrennt ausgewertet werden. Der jeweilige Mittelwert ergibt die Gesamtbenotung der Teilprüfung. Die Ergebnisse werden dem stellvertretenden Vorsitzenden der Prüfungskommission vom Zensor vorgelegt. Er trägt die Benotung der Teilprüfungen in die „Niederschrift über den Prüfungshergang" (s. Anlage 46; S. 198) ein.

3.3.3. Praktische Prüfung

Die beiden Teilprüfungen
Teilprüfung a) Anaesthesie
Teilprüfung b) Intensivpflege
sollen jeweils in den entsprechenden Betrieben (Narkosebereich, Intensivbehandlungsstation) am Arbeitsplatz abgehalten werden. Die Methoden der Wiederbelebung prüft man am besten im Rahmen der Teilprüfung b) an Übungsmodellen und unter Zuhilfenahme von Geräten.
Das praktische Können des Prüflings wird überwiegend durch Beobachtung und Beurteilung seiner Handlungen, die er im Zusammenhang mit der Narkoseassistenz bzw. Intensivpflege sowie Wiederbelebung während der Prüfung vornimmt, und weniger durch Befragung ermittelt.
In den Anlagen 43 und 44 (S. 182–189 und 190–201) sind Stoffkataloge für die Durchführung der beiden Teilprüfungen angegeben. Diese stellen lediglich eine Erinnerungsstütze für die Prüfer dar. Sie ermöglichen gleichzeitig die gleichmäßige Durchführung der praktischen Prüfungen. Alle Mitglieder der Prüfungskommission sollten es anstreben, den einzelnen Prüflingen etwa die gleiche Anzahl von Einzelnoten zu geben. Es müssen nicht alle in den „Stoffkatalogen" aufgeführten Themen zur Beurteilung der einzelnen Prüflinge herangezogen werden. Eine relativ hohe Zahl von Einzelnoten soll jedoch angestrebt werden.
Je Teilprüfung und Prüfling soll eine halbe Stunde eingeplant werden.

3.3.4. Mündliche, theoretische Prüfung

Die beiden Teilprüfungen
Teilprüfung a) Anaesthesie
Teilprüfung b) Intensivpflege
werden unter Hinzuziehung des Vertreters der zuständigen Landesbehörde in aufsichtsführender Funktion zur selben Zeit abgehalten.
Die Prüfungsfragen sollen vorher von der Prüfungskommission erarbeitet und festgelegt worden sein. In gleicher Anzahl werden Fragen aus den unterrichteten Stoffgebieten Anaesthesie bzw. Intensivpflege und Wiederbelebung erarbeitet. Die ausgearbeiteten Fragen sollen numeriert und in einer Liste schriftlich festgehalten werden. Zu jeder Nummer werden zwei Fragen, und zwar eine aus dem Stoffgebiet Anaesthesie und eine zweite aus dem Stoffgebiet Intensivpflege, bzw. Wiederbelebung zugeordnet.
Die einzelnen Fragen sollen größere Themengebiete umfassen.
Beispiel:
a) Mittel und Methoden der Prämedikation?
b) Lebensrettende Sofortmaßnahme?
Jeder Prüfling erhält durch Ziehung einer Zahl seine Prüfungsfragen. Die Antworten erfolgen überwiegend in freier selbständiger Rede. Hilfeleistungen werden in Form von weiteren Detailfragen in der Regel durch die beiden Prüfer gegeben.
Es hat sich bewährt, die mündliche theoretische Prüfung öffentlich abzuhalten.
Die Prüfungszeit für jeden Prüfling beträgt im Durchschnitt eine halbe Stunde.

3.3.5. Benotung der mündlichen Teilprüfungen

Alle Mitglieder der Prüfungskommission (Vorsitzender, Prüfer Facharzt, Prüfer Fachschwester/–pfleger und Zensor) mit Ausnahme des Vertreters der Behörde geben unabhängig voneinander bei allen Teilprüfungen Einzelnoten. Diese müssen schriftlich fixiert sein.

Der Zensor ermittelt dann zuerst den einfachen Durchschnittswert der Einzelnoten von jedem Mitglied der Prüfungskommission getrennt. Aus den vier Durchschnittswerten berechnet er dann den gesamten Durchschnittswert auf zwei Dezimalstellen für jede einzelne Teilprüfung (s. Anlage 45; S. 197). Die Prüfungsnote für jede einzelne Teilprüfung ergibt sich durch eine Auf- oder Abrundung auf eine Dezimalstelle (bis 5 abgerundet, über 5 aufgerundet). Diese Ergebnisse werden vom Zensor dem stellvertretenden Vorsitzenden der Prüfungskommission vorgelegt. Er trägt die Benotung der Teilprüfungen in die „Niederschrift über den Prüfungshergang" (s. Anlage 46; S. 198) ein.

3.3.6. Bewertung der Abschlußprüfung

Am Ende der Abschlußprüfung werden entsprechend den Vorschriften der „Richtlinien ..." die mit Erfolg abgeschlossenen Abschlußprüfungen in Abhängigkeit von der erreichten Gesamtbenotung bewertet. Wurde die Abschlußprüfung nicht bestanden, so bleibt die Bewertung aus und es erfolgt die schriftliche Niederlegung der Auflage betreffs Wiederholung der Teilprüfung/en, bzw. der Gesamtprüfung. Die Niederschrift über den Prüfungshergang wird von dem stellvertretenden Vorsitzenden der Prüfungskommission unterzeichnet und von dem Vertreter der staatlichen Behörde gegengezeichnet.

3.4. Zeugnis

Aufgrund der Niederschrift über den Prüfungshergang wird ein Zeugnis der Weiterbildungsstätte (s. Anlage 47; S. 199–201) ausgestellt. Damit wird nach bestandener Abschlußprüfung der erfolgreiche Abschluß der Weiterbildung zur Fachschwester/zum Fachpfleger für Anaesthesie und Intensivmedizin bescheinigt. Das Zeugnis wird von allen Mitgliedern der Prüfungskommission unterschrieben.

3.5. Beurkundung

Die Beurkundung der Anerkennung als Fachschwester oder Fachpfleger für Anaesthesie und Intensivmedizin erfolgt auf Antrag nach Vorlage des Zeugnisses durch die zuständige Behörde.

Anlagen:

a) Anlage 30: Prüfungsordnung für die Weiterbildung – Fachkrankenpflege (S. 164–169)

b) Anlage 31: Bekanntmachung der Abschlußprüfung (S. 170)

c) Anlage 32: Anmeldung zur Abschlußprüfung (S. 171)

d) Anlage 33: Prüfungsergebnis der Leistungsnachweise für die Zulassung zur Abschlußprüfung (S. 172)

e) Anlage 34: Beanstandung der Leistungsnachweise (S. 173)

f) Anlage 35: Zulassung zur Abschlußprüfung (S. 174)

g) Anlage 36: Ablehnung der Zulassung zur Prüfung (S. 175)

h) Anlage 37: Prüfungsbescheid zur Wiederholung von Teilprüfungen (S. 176)

i) Anlage 38: Anmeldung zur Wiederholung von Teilprüfungen (S. 177)

j) Anlage 39: Zulassung zur Wiederholung von Teilprüfungen (S. 178)

k) Anlage 40: Prüfungsbescheid zur Wiederholung der Abschlußprüfung (S. 179)

l) Anlage 41: Anmeldung zur Wiederholung der Abschlußprüfung (S. 180)

m) Anlage 42: Zulassung zur Wiederholung der Abschlußprüfung (S. 181)
n) Anlage 43: Praktische Prüfung, Stoffkatalog Anaesthesie (S. 182–189)
o) Anlage 44: Praktische Prüfung, Stoffkatalog Intensivpflege und Wiederbelebung (S. 190–194)
p) Anlage 45: Benotung von Teilprüfungen (S. 197)
q) Anlage 46: Niederschrift über den Prüfungshergang (S. 198)
r) Anlage 47: Zeugnis (S. 199–201)

Anlage 30

Prüfungsordnung für die Weiterbildung – Fachkrankenpflege

Die Prüfungen sind Bestandteile der Weiterbildung.

Zwischenprüfungen

1. Testexamina

    Die im theoretischen Unterricht erworbenen Kenntnisse sind durch 10 schriftliche Testexamina aus folgenden Stoffgebieten der theoretischen Weiterbildung nachzuweisen (siehe Ziffer VII, 2 der Richtlinien).

    Die Testexamina werden benotet (siehe Ziffer IX, 5 der Richtlinien). Die erzielten Noten finden keine Berücksichtigung beim Abschlußexamen.

    Die Termine der Testexamina sind in einem Lehrplan festzulegen.

2. Unterrichtsprotokolle

    Es sind zwei Unterrichtsprotokolle über je eine Stunde theoretischen Unterrichtes von den Teilnehmern der Weiterbildung anzufertigen und dem Leitenden Facharzt, der/dem Leitenden Fachschwester/-pfleger vorzulegen.

3. Klausurarbeit

    Es ist eine zweistündige Klausurarbeit mit je einem Thema Anaesthesie und Intensivpflege aus dem abgehandelten Unterrichtsstoff des theoretischen Unterrichtes zu bestehen. Die Klausurarbeit wird von der aufsichtsführenden Lehrkraft benotet. Sie ist dann dem Leitenden Facharzt, der/dem Leitenden Fachschwester/-pfleger vorzulegen.

4. Testate

    Die in der praktischen Unterweisung erworbenen Kenntnisse sind durch 30 mündliche Testprüfungen zu belegen und durch Testate nachzuweisen (siehe Ziffer VII, 3 der Richtlinien).

Abschlußprüfung

1. Zulassung zur Prüfung

    Zur Abschlußprüfung wird nur zugelassen, wer an der Weiterbildungsstätte, an der die Abschlußprüfung abgelegt werden soll, eine mindestens 1-jährige Weiterbildung absolviert hat. Die Anmeldung zur Prüfung ist freiwillig, sie erfolgt schriftlich und kann frühestens im letzten Quartal der vorgeschriebenen 2-jährigen Weiterbildungszeit durchgeführt werden; sie muß jedoch spätestens 6 Wochen vor dem bekanntgegebenen Prüfungstermin dem Prüfungsausschuß vorliegen. Die Zulassung zur Prüfung setzt voraus, daß der Bewerber folgende Unterlagen vorlegt:

a) Teilnahmenachweis an mindestens 240 theoretischen Unterrichtsstunden.

b) Teilnahmenachweis an mindestens 640 Stunden praktischer Unterweisung.

c) Nachweis eines Praktikums von insgesamt 74 Wochen (mindestens 37 Wochen Intensivpflege). Unter der Voraussetzung des obligatorischen Nachweises der unter a) und b) angeführten Stundenzahlen können Urlaub, Krankheit oder Abwesenheit aus anderen triftigen Gründen bis zu einer Gesamtzeit von 12 Wochen auf die Weiterbildungszeit angerechnet werden.

d) Nachweis der Teilnahme an 10 Testexamina entsprechend Ziffer VII, 2 der Richtlinien.

e) Nachweis von 30 Testaten über die praktische Unterweisung (s. Ziffer VII, 3 der Richtlinien).

f) 2 Unterrichtsprotokolle über jeweils eine theoretische Unterrichtsstunde.

g) Mit Erfolg durchgeführte 2-stündige Klausurarbeit. Das Thema der Arbeit wird vom Leiter der Weiterbildung aus dem Stoffgebiet des theoretischen Unterrichts gestellt. Die Arbeit wird mit den Prüfungsnoten der Ziffer IX, 5 der Richtlinien mit der Angabe der erreichten Punktzahl bewertet. Die erzielten Prüfungsnoten bleiben bei der Benotung der Abschlußprüfung unberücksichtigt.

2. Die Abschlußprüfung gliedert sich in 3 Abschnitte mit insgesamt 6 Teilprüfungen:

   1. Abschnitt: schriftliche theoretische Prüfung
               a) fachspezifisch
               b) Intensivpflege

   2. Abschnitt: praktische Prüfung
               a) fachspezifisch
               b) Intensivpflege

Anlage 30: Prüfungsordnung für die Weiterbildung – Fachkrankenpflege

    3. Abschnitt: mündliche theoretische Prüfung
        a) fachspezifisch
        b) Intensivpflege

    Jede der 6 Teilprüfungen wird selbständig benotet. Die Teilprüfungen gelten als bestanden, wenn Punktzahlen von über 5 erreicht werden (Ziffer II, 5 der Richtlinien). Die gesamte Abschlußprüfung gilt als bestanden, wenn alle Teilprüfungen mit Erfolg abgelegt sind.

3. Durchführung der Prüfung

    Die drei Prüfungsabschnitte stellen eine Einheit dar; sie werden an Werktagen innerhalb einer Woche durchgeführt.

    Die Prüfungen werden von der für die Weiterbildungsstätte zuständigen Prüfungskommission abgenommen. Der Prüfungsort für den Abschnitt 2 ergibt sich aus der Fachzugehörigkeit des Prüflings.

4. Prüfungskommission

    Die Weiterbildungskommission (Ziffer VIII der Richtlinien) bestimmt:

    a) einen stellvertretenden Vorsitzenden der Prüfungskommission aus den eigenen Reihen,
    b) einen Prüfer (Facharzt),
    c) einen Prüfer (Fachschwester/-pfleger),
    d) einen Prüfer (Zensor).

Der Prüfer und die Fachschwester/der Fachpfleger müssen Vertreter des Faches sein, dem der Prüfling angehört.

Der Vorsitzende der Prüfungskommission ist der Vertreter der zuständigen Behörde. Er muß zumindest bei dem 3. Prüfungsabschnitt (mündliche theoretische Prüfung) anwesend sein.

Bei Abstimmungen mit Stimmengleichheit entscheidet die Stimme des Vorsitzenden. Der stellvertretende Vorsitzende der Prüfungskommission bestimmt zeitgerecht die Termine und die Folge der Prüfungen und gibt sie 3 Monate vor dem vorgesehenen Prüfungstermin bekannt. Die Prüfungskommission soll 4 Wochen vor den vorgesehenen Prüfungsterminen über die Zulassung zur Prüfung entschieden haben und die Entscheidung den Prüflingen schriftlich mitteilen (Ziffer II, 1 der Richtlinien).

5. Benotung und Bewertung

Die Leistungen der einzelnen Teilprüfungen werden wie folgt benotet und bewertet:

Benotet werden die Leistungen mit den Punktzahlen 0 - 10.
Die Benotung erfolgt in den einzelnen Teilprüfungen durch

a) den stellvertretenden Vorsitzenden,
b) den Prüfenden (Facharzt),
c) den Prüfenden (Fachschwester/-pfleger),
d) den Prüfenden (Zensor).

Der Zensor ermittelt den einfachen Durchschnittswert und berechnet auf zwei Dezimalstellen. Die Prüfungsnote ergibt sich durch eine Auf- oder Abrundung auf eine Dezimalstelle (bis 5 abgerundet, über 5 aufgerundet).

Bei der Bewertung gilt als bestanden eine Punktzahl von über 5,0. Nicht bestandene Teilprüfungen können, sofern die nachfolgend aufgeführten Voraussetzungen gegeben sind, innerhalb von 3 Monaten nach dem Termin der Abschlußprüfung wiederholt werden. Die Wiederholung von Teilprüfungen ist nur möglich, wenn

a) die erforderlichen Leistungen nur in einer Teilprüfung nicht erbracht wurden,
b) die Leistungen in zwei Teilprüfungen verschiedener Abschnitte nicht ausreichend waren.

Sind dagegen die notwendigen Leistungen in zwei Teilprüfungen eines Abschnittes nicht erbracht oder bestehen in mehr als zwei Teilprüfungen unzureichende Leistungen, so muß die Gesamtprüfung wiederholt werden.

Benotung und Bewertung der Gesamtprüfung:

Die Leistungen der Gesamtprüfung werden wie folgt benotet:
Die Summe der Punktzahlen der 6 erfolgreich abgelegten Teilprüfungen wird durch 6 dividiert. Die Note der Gesamtprüfung ist auf eine Dezimalstelle zu berechnen.

Anlage 30: Prüfungsordnung für die Weiterbildung – Fachkrankenpflege

Die Leistungen der Gesamtprüfung sind wie folgt zu bewerten:

unter 5,5 = ausreichend
bis   6,5 = befriedigend
bis   7,5 = voll befriedigend
bis   8,5 = gut
bis   9,5 = sehr gut
über 9,5 = mit Auszeichnung

6. Wiederholung der Prüfungen

Die Teilprüfungen können unter den in Ziffer IX, 5 der Richtlinien genannten Voraussetzungen innerhalb von 3 Monaten nach dem Termin der Abschlußprüfung vor der gleichen Prüfungskommission wiederholt werden. Der Termin wird vom stellvertretenden Vorsitzenden der Prüfungskommission festgesetzt und dem Prüfling etwa 4 Wochen vorher bekanntgegeben. Die Wiederholung einer oder mehrerer Teilprüfungen ist nur einmal möglich. Werden bei dieser Wiederholungsprüfung die erforderlichen Leistungen nicht erbracht, so muß die Gesamtprüfung wiederholt werden.

Die Gesamtprüfung ist nach Ablauf von 6 Monaten nach der nicht bestandenen Abschlußprüfung im Höchstfalle zweimal wiederholbar. Bei Wiederholungen der Gesamtprüfung hat der Prüfling bis zum Prüfungstermin die Weiterbildung fortzusetzen und darüber anteilsgerecht die üblichen Nachweise (Ziffer IX, 1 der Richtlinien) vorzulegen. Die Wiederholungsprüfung muß spätestens vor Ablauf eines Jahres nach der nicht bestandenen Prüfung abgelegt werden.

7. Beurkundung des Prüfungsherganges

Über den Prüfungshergang ist eine Niederschrift aufzunehmen, in der festgestellt werden:

a) die Besetzung der Prüfungskommission,
b) die Namen der Prüflinge,
c) die Gegenstände der mündlichen Prüfung,
d) die Bewertung der Teilprüfungen und die Prüfungsgesamtnote,
e) die Auflagen bei nicht bestandener Prüfung.

Die Niederschrift ist von dem stellvertretenden Vorsitzenden der Prüfungskommission zu unterzeichnen und vom Vertreter der staatlichen Aufsichtsbehörde gegenzuzeichnen.

Anlage 30: Prüfungsordnung für die Weiterbildung – Fachkrankenpflege

Der Prüfling erhält nach Abschluß der Gesamtprüfung eine Bescheinigung darüber, daß sie/er die Weiterbildung zur Fachschwester/ zum Fachpfleger für Anaesthesie und Intensivmedizin mit Erfolg abgeschlossen hat.

................, den ....

....
Vorsitzender der Weiterbildungskommission

Anlage 31

Bekanntmachung der Abschlußprüfung

Hiermit werden vorschriftsmäßig (3 Monate im voraus) die Termine der nächsten Abschlußprüfung und die festgesetzte Reihenfolge der Teilprüfungen wie folgt bekanntgegeben:

Die nächste Abschlußprüfung findet in der Zeit
vom .... bis .... statt.

Die Reihenfolge der Teilprüfungen sind:

1. ....
   ....) ....
   ....) ....

2. ....
   ....) ....
   ....) ....

3. ....
   ....) ....
   ....) ....

Anmeldungen zu dieser Abschlußprüfung können bis spätestens
.... beim stellvertretenden Vorsitzenden der Prüfungskommission eingereicht werden.

Die Entscheidung der Prüfungskommission über die Zulassung zur Abschlußprüfung der einzelnen angemeldeten Teilnehmer, sowie Ort und Zeit der Teilprüfungen werden spätestens 4 Wochen vor Beginn der Abschlußprüfung schriftlich mitgeteilt.

................, den ....

....
Stellv. Vorsitzender der
Prüfungskommission

Anlage 32

Anmeldung zur Abschlußprüfung

Name: ....

Vorname: .... Geb. Dat.: ....

Beginn der
Weiterbildung: ....

Hiermit melde ich mich zur Abschlußprüfung der Weiterbildung-Fachkrankenpflege, Sektion: Anaesthesie und Intensivmedizin, zum nächsten Termin an.

......................., den ....

....
(Unterschrift)

Anlagen
- I. Stundennachweis:
    1. Theoretischer Unterricht
        a) Anaesthesie
        b) Intensivmedizin und Wiederbelebung
    2. Praktische Unterweisung
        a) Anaesthesie
        b) Intensivpflege
- II. Nachweis
    1. 10 Testexamen
    2. 30 Testate
    3. Praktikum
        a) Anaesthesie
        b) Intensivpflege
        c) Urlaub und Krankheit
- III. 2 Unterrichtsprotokolle
- IV. 1 Klausurarbeit
    mit Benotung

Anlage 33

Prüfungsergebnis der Leistungsnachweise für die Zulassung zur Abschlußprüfung

Name: ....

Vorname: .... Geb. Dat.: ....

Beginn der Weiterbildung: ....

Anmeldung zur Abschlußprüfung: ....

Theoretischer Unterricht:

    nachgewiesene Stundenzahl:
    a) Anaesthesie ....
    b) Intensivmedizin und Wiederbelebung ....
    Zahl der Testexamen: ....
    Zahl der Unterrichtsprotokolle: ....
    Ergebnis der Klausurarbeit: ....

Praktische Unterweisung:

    nachgewiesene Stundenzahl:
    a) Anaesthesie ....
    b) Intensivpflege ....
    Zahl der Testate: ....

Praktikum:

    Zahl der nachgewiesenen Wochen:
    (abzügl. Urlaub, Krankheit usw.)
    a) Anaesthesie ....
    b) Intensivpflege ....
    c) gesamt ....

Der/Die Kandidat/in hat die Voraussetzungen für die Zulassung zum Abschluß der Weiterbildung erfüllt - nicht erfüllt.

................., den ....

....
Ltd. Facharzt der   Ltd. Fachschwester/-pfleger
Weiterbildung   der Weiterbildung

Anlage 34

Beanstandung der Leistungsnachweise

Name: ....

Vorname: .... Geb. Dat.: ....

Beginn der Weiterbildung: ....

Ende der Weiterbildung: ....

Die von Ihnen am .... vorgelegten Leistungsnachweise sind unvollständig.

Folgende Unterlagen fehlen/sind zu vervollständigen:

- I. Stundennachweis:
    1. Theoretischer Unterricht
        - a) Anaesthesie ☐
        - b) Intensivmedizin und Wiederbelebung ☐
    2. Praktische Unterweisung
        - a) Anaesthesie ☐
        - b) Intensivpflege ☐
- II. Nachweis
    1. Testexamen ☐
    2. Testate ☐
    3. Praktikum
        - a) Anaesthesie ☐
        - b) Intensivpflege ☐
        - c) Urlaub und Krankheit ☐
- III. Unterrichtsprotokoll ☐
- IV. Klausurarbeit mit Benotung ☐

Es wird um Rücksprache/Ergänzung und Vorlage bis zum .... gebeten.

...................., den ....

....
Ltd. Facharzt der   Ltd. Fachschwester/-pfleger
Weiterbildung   der Weiterbildung

Anlage 35

Zulassung zur Abschlußprüfung

Name: ....

Vorname: .... Geb. Dat.: ....

Beginn der Weiterbildung: ....
Ende der Weiterbildung: ....

Ihre Anmeldung vom .... zur Abschlußprüfung der Weiterbildung - Fachkrankenpflege, Sektion: Anaesthesie - Intensivmedizin, wird hiermit bestätigt.
Sie haben nach Prüfung Ihrer Leistungsnachweise die Voraussetzungen für die Zulassung zur Abschlußprüfung erfüllt.

Ihre Prüfungstermine sind: Ort   Zeit/ Datum

1. Schriftl.-theoretische Prüfung
   Teilprüfung a) Anaesthesie   ..../..........
   Teilprüfung b) Intensivpflege   ..../..........

2. Praktische Prüfung
   Teilprüfung a) Anaesthesie   ..../..........
   Teilprüfung b) Intensivpflege   ..../..........

3. Mündlich-theoretische Prüfung
   Teilprüfung a) Anaesthesie   ..../..........
   Teilprüfung b) Intensivpflege   ..../..........

.................., den ....

....
Stellv. Vorsitzender der
Prüfungskommission

Anlage 36

Ablehnung der Zulassung zur Prüfung

Name: ....

Vorname: .... Geb. Dat.: ....

Beginn der Weiterbildung: ....

Ende der Weiterbildung: ....

Ihrem Zulassungsgesuch vom .... zu der Prüfung:
....
....
in der Zeit vom .... bis .... konnte die Prüfungskommission nicht zustimmen.

Begründung:

................, den ....

....
Stellv. Vorsitzender der
Prüfungskommission

Anlage 37

Prüfungsbescheid zur Wiederholung von Teilprüfungen

Name: ....

Vorname: .... Geb. Dat.: ....

Datum der

.... Abschlußprüfung: ....

Sie haben bei der oben genannten Abschlußprüfung die Teilprüfung/en:

....

....

nicht bestanden. Sie kann/können vor der gleichen Prüfungskommission innerhalb von 3 Monaten wiederholt werden.

Die Wiederholungsprüfung findet in der Zeit vom ....
bis .... statt.

Die schriftliche Anmeldung zur Wiederholungsprüfung kann bis........
erfolgen.

Die Beilegung von weiteren Unterlagen ist nicht erforderlich.

.................., den ....

....
Stellv. Vorsitzender der
Prüfungskommission

Anlage 38

Anmeldung zur Wiederholung von Teilprüfungen

Name: ....

Vorname: .... Geb. Dat.: ....

Datum der
.... Abschlußprüfung: ....

Im Prüfungsbescheid vom .... wurde mir mitgeteilt, daß ich bei der o. g. Prüfung die Teilprüfung/en:
....
....
nicht bestand.

Als voraussichtlicher Prüfungstermin wurde mir die Zeit vom .... bis .... angegeben.

Hiermit melde ich mich zur Wiederholung dieser Teilprüfung/en zu diesem Termin an.

................., den ....

....
(Unterschrift)

Anlage 39

Zulassung zur Wiederholung von Teilprüfungen

Name: ....

Vorname: .... Geb. Dat.: ....

Datum der

.... Abschlußprüfung: ....

Ihre Anmeldung vom .... zur Wiederholung der Teilprüfung/en der o. g. Abschlußprüfung wird hiermit bestätigt.

Sie sind zur Wiederholung der Teilprüfung/en zugelassen.

Ihre Prüfungstermine sind:　　　　　Ort　　　　　Zeit/Datum

1. ....
   Teilprüfung) ..../...........
   Teilprüfung) ..../...........

2. ....
   Teilprüfung) ..../...........
   Teilprüfung) ..../...........

　　　　　　　　　　　　　　　............., den ....

　　　　　　　　　　　　　　　..............................
　　　　　　　　　　　　　　　Stellv. Vorsitzender der
　　　　　　　　　　　　　　　Prüfungskommission

Anlage 40

Prüfungsbescheid zur Wiederholung der Abschlußprüfung

Name: ....

Vorname: .... Geb. Dat.: ....

Datum der Prüfung: ....

Sie haben die o. g. Prüfung nicht bestanden. Es muß daher die Gesamtprüfung wiederholt werden. Sie kann erst nach 6 Monaten, jedoch spätestens vor Ablauf eines Jahres nach dem o. a. Prüfungstermin wiederholt werden.

Bis zum Prüfungstermin in der Zeit vom .... bis .... muß die Weiterbildung fortgesetzt werden.

Die schriftliche Anmeldung zur Wiederholungsprüfung kann bis .... erfolgen.

Der Anmeldung sind folgende Leistungsnachweise beizulegen:

- I. Stundennachweis:
    1. Theoretischer Unterricht
        - a) Anaesthesie   Std. ....
        - b) Intensivmedizin und Wiederbelebung   Std. ....
    2. Praktische Unterweisung
        - a) Anaesthesie   Std. ....
        - b) Intensivpflege   Std. ....
- II. Nachweis
    1. Testexamen   Zahl ....
    2. Testate   Zahl ....
    3. Praktikum
        - a) Anaesthesie   Wochen ....
        - b) Intensivpflege   Wochen ....
        - c) Urlaub und Krankheit   Wochen ....
- III. Unterrichtsprotokolle   Zahl ....
- IV. Klausurarbeit mit Benotung   Zahl ....

............., den ....

....
Stellv. Vorsitzender der
Prüfungskommission

Anlage 41

Anmeldung zur Wiederholung der Abschlußprüfung

Name: ....

Vorname: .... Geb. Dat.: ....

Datum der

.... Abschlußprüfung: ....

Hiermit melde ich mich zur Wiederholungsprüfung der Weiterbildung-Fachkrankenpflege, Sektion: Anaesthesie und Intensivmedizin, zum nächsten Termin an.

.................., den ....

....
(Unterschrift)

Anlagen [+)]
I. Anteilgerechter Stundennachweis:
   1. Theoretischer Unterricht
      a) Anaesthesie
      b) Intensivmedizin und Wiederbelebung
   2. Praktische Unterweisung
      a) Anaesthesie
      b) Intensivpflege

II. Anteilgerechter Nachweis:
   1. Testexamen
   2. Testate
   3. Praktikum
      a) Anaesthesie
      b) Intensivpflege
      c) Urlaub und Krankheit

III. Unterrichtsprotokoll

IV. Klausurarbeit mit Benotung

+) Nichtzutreffendes bitte streichen

Anlage 42

Zulassung zur Wiederholung der Abschlußprüfung

Name: ....

Vorname: .... Geb. Dat.: ....

Datum der

.... Abschlußprüfung: ....

Ihre Anmeldung vom .... zur Wiederholung der .... Abschlußprüfung der Weiterbildung-Fachkrankenpflege, Sektion: Anaesthesie und Intensivmedizin, wird hiermit bestätigt.

Sie haben nach Prüfung Ihrer Leistungsnachweise die Voraussetzungen für die Zulassung zur Wiederholung dieser Abschlußprüfung erfüllt.

Ihre Prüfungstermine sind:	Ort	Zeit/ Datum
1. Schriftl.-theoretische Prüfung		
Teilprüfung a) Anaesthesie	....	...../.........
Teilprüfung b) Intensivpflege	....	...../.........
2. Praktische Prüfung		
Teilprüfung a) Anaesthesie	....	...../.........
Teilprüfung b) Intensivpflege	....	...../.........
3. Mündlich-theoretische Prüfung		
Teilprüfung a) Anaesthesie	....	...../.........
Teilprüfung b) Intensivpflege	....	...../.........

................, den ....

....
Stellv. Vorsitzender der
Prüfungskommission

Anlage 43

Praktische Prüfung, Stoffkatalog Anaesthesie

Name: .... durchschnittliche Punktzahl
Vorname: .... (0 bis 10)
Datum: ....
                                    ....

                                                    Punktzahl
                                                    (0 bis 10)

I. Einrichtung der Einleitungsräume/Aufwachraum,
    Einrichtung der Op-Räume, Desinfektion/Steri-
    lisation, allgemeine Organisations- und Aus-
    bildungsrichtlinien

    1.) Einrichtung der Einleitungsräume   -----------
    2.) Medikamente/Giftbücher   -----------
    3.) Einrichtung der Narkoseplätze im
        Operationssaal   -----------
    4.) Desinfektion/Sterilisation   -----------
    5.) Allgemeine Organisations- und Verhaltens-
        regeln   -----------

II. Injektion, Infusion, Transfusion

    1.) Asepsis   -----------
    2.) Konzentration, Verdünnung und Menge der
        benötigten Narkoseadjuvantien und Medi-
        kamente   -----------
    3.) Zusammenstellung der Injektionssets   -----------
    4.) Infusionen   -----------
    5.) Kombination von Infusionslösungen mit
        Zusätzen   -----------
    6.) Transfusionen   -----------
    7.) Bestellung, Kontrolle, Aufbewahrung von
        Blut und Blutderivaten   -----------
    8.) Erwärmung von Blutkonserven   -----------
    9.) Dosiereinrichtungen für Säuglinge und
        Kleinkinder   -----------
    10.) Komplikationen bei der Durchführung von
         In- und Transfusionen   -----------

III. Intubation, Zubehör und Handhabung

    1.) Tubustypen   -----------

2.) Spezielle Anwendungsgebiete, Vor- und Nachteile ----------
3.) Auswahl der Tuben nach Durchmesser u. Länge ----------
4.) Prüfung auf Durchgängigkeit des Tubus und Dichtigkeit der Blockermanschette ----------
5.) Intubationsset: Zusammensetzung für Erwachsene und Kinder ----------
6.) Laryngoskope: Typen und Spatelformen ----------
7.) Funktionskontrolle, Wartung ----------
8.) Reinigung, Desinfektion, Sterilisation ----------
9.) Hilfsmittel zur Intubation ----------
10.) Funktionsgerechte Bereitstellung des Intubationssets und des Zubehörs ----------

IV. Narkosegeräte: Aufbau, Zubehör, Hilfsgeräte, Handhabung, Funktionskontrolle

1.) Gaszufuhr ----------
2.) Bakterienfilter, Filter und Absaugvorrichtung ----------
3.) Absaugvorrichtung für Narkosegase u. -dämpfe ----------
4.) Aufbau und Zusammensetzung des Kreissystems ----------
5.) Richtungsventile, Ablaßventil, Überdruckventil, Volumeter, Manometer ----------
6.) Absorber, Reservoirbeutel, Schläuche, Ansatzstücke ----------
7.) Verdampfer für Narkosemittel ----------
8.) Zusammensetzung des Narkosegerätes für Systeme mit vollständiger und teilweiser Rückatmung ----------
9.) ohne Rückatmung (Funktion des Reservoirs und des Frischgasflows) ----------
10.) Vorbereitung des Narkosegerätes für Narkosen im Säuglings- und Kleinkindesalter ----------
11.) Umgang mit Gasflaschen, Reserveflaschen ----------
12.) Prüfung des Narkosesystems ----------
13.) Prüfung der Frischgaszufuhr ----------
14.) Prüfung der Funktion des Verdampfers ----------
15.) Auswahl und Bereitstellung von Beatmungsgeräten für die Narkose ----------

V. Narkoseprotokoll, Lagerung, Überwachung, Venae sectio

1.) Narkoseprotokoll ----------
2.) Identitätskontrollen: Patient, Anamnese ----------
3.) Prämedikation, operativer Eingriff ----------
4.) Lagerung zur Narkose und Operation ----------
5.) Gefahren und Komplikationen ----------
6.) Auswahl und Technik des venösen Zugangs ----------

Anlage 43: Praktische Prüfung, Stoffkatalog Anaesthesie

    7.) Überwachung und Kontrolle der Atmung, des Kreislaufs und der Medikation unmittelbar nach der Narkoseeinleitung und Intubation ----------

    8.) Überwachung und Kontrolle der Atmung, des Kreislaufs und der Medikation unmittelbar nach der Umlagerung und während der Operation ----------

    9.) Hilfsgeräte ----------

   10.) Handhabung von Kontrollgeräten ----------

VI.   Maskennarkose

    1.) Aufsetzen und Halten der Maske ----------

    2.) Einleitung von Narkosen in Spontanatmung ----------

    3.) Dosierung der Narkosemittel und Kontrolle der Narkosetiefe ----------

    4.) Technik, Fehler und Gefahren der Beatmung über die Maske ----------

    5.) Ausleitung der Maskennarkose ----------

VII. Intubationsnarkose

    1.) Narkoseeinleitung; Relaxierung, Intubation ----------

    2.) Blockung der Manschette, Beatmung ----------

    3.) Kontrolle der Belüftung ----------

    4.) Einführung des Guedel-Tubus ----------

    5.) Einführung, Fixierung und Kontrolle der Magensonde ----------

    6.) Fixierung von Endotrachealtubus, Guedeltubus und Magensonde ----------

    7.) Schutz der Augen ----------

    8.) Transport in den Operationssaal ----------

    9.) Narkoseführung, Narkoseüberwachung und Dokumentation während der Narkose ----------

   10.) Maßnahmen bei der Ausleitung der Narkose ----------

VIII. Überwachungs- und Behandlungsgeräte für die Narkose: Aufbau, Zubehör, Handhabung, Funktionskontrolle

    1.) Visicard, EKG ----------

    2.) Defibrillatoren ----------

    3.) Uras ----------

    4.) Elektronische Überwachungsgeräte ----------

    5.) Blutige und unblutige Blutdruckmessung ----------

    6.) Pulsmonitoren ----------

    7.) Thermometer ----------

Anlage 43: Praktische Prüfung, Stoffkatalog Anaesthesie

      8.) Wärmematten - Kühlmatten   ----------

      9.) Bluterwärmer   ----------

    10.) Rollerpumpen und andere Techniken der Schnelltransfusion   ----------

IX. Narkose bei Säuglingen und Kleinkindern

      1.) Masken, Tuben, Laryngoskope, Narkosesysteme   ----------

      2.) Überwachungsgeräte   ----------

      3.) Frischgaszufuhr, Dosierung von Narkosemitteln, Narkosedämpfen und -gasen   ----------

      4.) Spontanatmung, assistierte und kontrollierte Beatmung   ----------

      5.) Narkoseausleitung   ----------

X. Spezielle Probleme der Narkose bei diagnostischen und therapeutischen Eingriffen der Allgemein-, Abdominal- und Thoraxchirurgie

      1.) Spezielle Gesichtspunkte zur Beurteilung der Ausgangssituation   ----------

      2.) Lagerungen   ----------

      3.) Aufgaben   ----------

      4.) Gefahren   ----------

      5.) Komplikationen   ----------

      6.) Infusions- und Transfusionstherapie   ----------

      7.) Voraussichtliche Flüssigkeits- und Blutverluste   ----------

      8.) Spezielle Medikation in Abhängigkeit von der Grundkrankheit und dem operativen Eingriff   ----------

      9.) Handhabung von speziellem Zubehör und Geräten   ----------

    10.) Spezielle Verordnungen zur Prophylaxe und Behandlung zu erwartender postoperativer Komplikationen   ----------

XI. Spezielle Probleme der Narkose bei diagnostischen und therapeutischen Eingriffen in der Angiologie und Neurochirurgie

      1.) Spezielle Gesichtspunkte zur Beurteilung der Ausgangssituation   ----------

      2.) Lagerungen   ----------

      3.) Aufgaben   ----------

      4.) Gefahren   ----------

      5.) Komplikationen   ----------

      6.) Infusions- und Transfusionstherapie   ----------

Anlage 43: Praktische Prüfung, Stoffkatalog Anaesthesie

    7.) Voraussichtliche Flüssigkeits- und Blutverluste   ———————

    8.) Spezielle Medikation in Abhängigkeit von der Grundkrankheit und dem operativen Eingriff   ———————

    9.) Handhabung von speziellem Zubehör und Geräten   ———————

   10.) Spezielle Verordnungen zur Prophylaxe und Behandlung zu erwartender postoperativer Komplikationen   ———————

XII. <u>Spezielle Probleme der Narkose bei diagnostischen und therapeutischen Eingriffen in der Gynäkologie und Geburtshilfe</u>

    1.) Spezielle Gesichtspunkte zur Beurteilung der Ausgangssituation   ———————

    2.) Lagerungen   ———————

    3.) Aufgaben   ———————

    4.) Gefahren   ———————

    5.) Komplikationen   ———————

    6.) Infusions- und Transfusionstherapie   ———————

    7.) Voraussichtliche Flüssigkeits- und Blutverluste   ———————

    8.) Spezielle Medikation in Abhängigkeit von der Grundkrankheit und dem operativen Eingriff   ———————

    9.) Handhabung von speziellem Zubehör und Geräten   ———————

   10.) Spezielle Verordnungen zur Prophylaxe und Behandlung zu erwartender postoperativer Komplikationen   ———————

XIII. <u>Spezielle Probleme der Narkose bei diagnostischen und therapeutischen Eingriffen der Zahn-, Mund-, Kiefer-, Hals-, Nasen-, Ohren- und Augenheilkunde</u>

    1.) Spezielle Gesichtspunkte zur Beurteilung der Ausgangssituation   ———————

    2.) Lagerungen   ———————

    3.) Aufgaben   ———————

    4.) Gefahren   ———————

    5.) Komplikationen   ———————

    6.) Infusions- und Transfusionstherapie   ———————

    7.) Voraussichtliche Flüssigkeits- und Blutverluste   ———————

    8.) Spezielle Medikation in Abhängigkeit von der Grundkrankheit und dem operativen Eingriff   ———————

Anlage 43: Praktische Prüfung, Stoffkatalog Anaesthesie

- 9.) Handhabung von speziellem Zubehör und Geräten ----------
- 10.) Spezielle Verordnungen zur Prophylaxe und Behandlung zu erwartender postoperativer Komplikationen ----------

XIV. Spezielle Probleme der Narkose bei diagnostischen und therapeutischen Eingriffen der Traumatologie und Orthopädie

- 1.) Spezielle Gesichtspunkte zur Beurteilung der Ausgangssituation ----------
- 2.) Lagerungen ----------
- 3.) Aufgaben ----------
- 4.) Gefahren ----------
- 5.) Komplikationen ----------
- 6.) Infusions- und Transfusionstherapie ----------
- 7.) Voraussichtliche Flüssigkeits- und Blutverluste ----------
- 8.) Spezielle Medikation in Abhängigkeit von der Grundkrankheit und dem operativen Eingriff ----------
- 9.) Handhabung von speziellem Zubehör und Geräten ----------
- 10.) Spezielle Verordnungen zur Prophylaxe und Behandlung zu erwartender postoperativer Komplikationen ----------

XV. Spezielle Probleme der Narkose bei diagnostischen und therapeutischen Eingriffen in der Urologie und in den poliklinischen Bereichen ----------

- 1.) Spezielle Gesichtspunkte zur Beurteilung der Ausgangssituation ----------
- 2.) Lagerungen ----------
- 3.) Aufgaben ----------
- 4.) Gefahren ----------
- 5.) Komplikationen ----------
- 6.) Infusions- und Transfusionstherapie ----------
- 7.) Voraussichtliche Flüssigkeits- und Blutverluste ----------
- 8.) Spezielle Medikation in Abhängigkeit von der Grundkrankheit und dem operativen Eingriff ----------
- 9.) Handhabung von speziellem Zubehör und Geräten ----------
- 10.) Spezielle Verordnungen zur Prophylaxe und Behandlung zu erwartender postoperativer Komplikationen ----------

Anlage 43: Praktische Prüfung, Stoffkatalog Anaesthesie

XVI. <u>Narkose und Überwachung bei speziellen diagnostischen Eingriffen</u>

    1.) Spezielle Gesichtspunkte zur Beurteilung der Ausgangssituation -----------

    2.) Lagerungen -----------

    3.) Aufgaben -----------

    4.) Gefahren -----------

    5.) Komplikationen -----------

    6.) Infusions- und Transfusionstherapie -----------

    7.) Voraussichtliche Flüssigkeits- und Blutverluste -----------

    8.) Spezielle Medikation in Abhängigkeit von der Grundkrankheit und dem operativen Eingriff -----------

    9.) Handhabung von speziellem Zubehör und Geräten -----------

    10.) Spezielle Verordnungen zur Prophylaxe und Behandlung zu erwartender postoperativer Komplikationen -----------

XVII. <u>Lokal- und Leitungsanaesthesie:</u>

<u>Instrumentarium, Medikamente und Zubehör</u>

<u>Vorbereitung und Zusammenstellung der Sets</u>

<u>für die vorgesehene Methode</u>

    1.) Einrichtung des Raumes -----------

    2.) Bevorratung -----------

    3.) Bereitstellung von diagnostischen Geräten, Überwachungs- und Therapiegeräten -----------

    4.) Auswahl des Instrumentariums, der Mittel, der Hilfsmittel und der Geräte für die Durchführung von: Schleimhaut- und Infiltrationsanaesthesie, Spinal-, Peridural- und Sakralanaesthesie, Leitungsanaesthesie an der unteren Extremität, diagnostischen, therapeutischen und prognostischen Nervenblockaden -----------

    5.) Vorbereitung des sterilen und unsterilen Tisches -----------

XVIII. <u>Lokal- und Leitungsanaesthesie:</u>

<u>Vorbereitung und Lagerung des Patienten</u>

<u>Assistenz und Überwachung</u>

    1.) Psychische Vorbereitung und Prämedikation -----------

    2.) Lagerung -----------

    3.) Reinigung, Desinfektion und Abdecken der Haut -----------

    4.) Assistenz bei der Durchführung -----------

5.) Überwachung und Kontrolle:
    a) der Atmung
    b) der Herzkreislauffunktion
    c) der Infusionstherapie
    d) des lokalanaesthetischen Effektes
6.) Maßnahmen zur Vermeidung und Behebung von Komplikationen
7.) Versorgung der Punktionsstellen
8.) Besondere Gesichtspunkte der Protokollführung

XIX. Postanaesthesiologische Überwachung – Aufwachraum

1.) Durchsicht und Auswertung der Narkoseunterlagen
2.) Kontrolle der Bewußtseinslage, der Atmung der Herz-Kreislauffunktion, der Nachwirkungen von Anaesthetika und Relaxantien
3.) Anwendung von Antidots
4.) Überprüfung bestimmter Funktionen nach speziellen Eingriffen (z. B. Phonation, Extremitätenbewegungen usw.), Überprüfung von Drainagen und Ableitungen
5.) Durchführung der postoperativen Anordnungen (Lagerung, Medikation, Infusion usw.)

XX. Prophylaktische und therapeutische Maßnahmen zur Normalisierung der Lungenfunktion in der prä- und postoperativen Phase

1.) Handhabung von:
    a) Inhalatoren
    b) Verneblern
    c) druckgesteuerten Beatmungsgeräten für die Beatmungsinhalation
    d) Totraumvergrößerern
    e) Geräten zur Erhöhung des Ausatemwiderstandes
    f) einfachen Meßgeräten zur Kontrolle der Lungenfunktion
2.) Zusammenstellung der Sets für die Interkostalblockade
3.) Lösungen und Medikamente für die Inhalationstherapie
4.) Einfache Maßnahmen zum aktiven Atemtraining
5.) Organisation der Beatmungsinhalation

Anlage 44

Praktische Prüfung, Stoffkatalog Intensivpflege und Wiederbelebung

Name:	durchschnittliche Punktzahl
Vorname:	(0 bis 10)
Datum:	....

Punktzahl
(0 bis 10)

I. <u>Einrichtung, Hygiene, Organisation</u>

    1.) Einrichtung des Patientenzimmers   -----------

    2.) Einrichtung der Station   -----------

    3.) Hygiene, Asepsis, Antisepsis   -----------

    4.) Organisation der Patientenversorgung und der Funktionsdienste   -----------

    5.) Spezielle Anforderung in der Intensivmedizin bezüglich der Patientenversorgung und der Aus- und Weiterbildung   -----------

II. <u>Grundpflege des Patienten</u>

    1.) Bett/Spezialbett   -----------

    2.) Körperpflege   -----------

    3.) Lagerung   -----------

    4.) Wiegen des Patienten   -----------

    5.) Vermeidung von Komplikationen   -----------

III. <u>Klinische und apparative Überwachung des Patienten</u>

    1.) Puls peripher   -----------

    2.) Puls kapillar, zentral   -----------

    3.) Blutdruck unblutig, arteriell, venös   -----------

    4.) Blutdruck blutig, arteriell, venös   -----------

    5.) Bestimmung des Nullpunktes   -----------

    6.) EKG Extremitäten-Ableitungen   -----------

    7.) Brustwand-Ableitungen, spezielle Ableitungen   -----------

    8.) Temperatur Körperschale = Haut/axillar   -----------

    9.) Körperkern = rektal/Oesophagus   -----------

    10.) Gänsehaut, Muskelzittern   -----------

    11.) Schwitzen, periphere Gefäßerweiterung   -----------

    12.) Umgebungstemperatur   -----------

13.) Atmung, Atemzugvolumen, Frequenz, Minuten- volumen, Totraumventilation ----------
14.) Inspirations-/Expirationszeit ----------
15.) Vitalkapazität, Peak-Flow ----------
16.) Dynamische Compliance ----------
17.) Orthopnoe, Dyspnoe/Atemhilfsmuskulatur, Apnoe ----------
18.) Atemtypen ----------

IV. Dokumentation - Funktionsablauf

1.) Überwachungsbogen ----------
2.) Durchschnittstemperatur, 24 Std.-Ausfuhr/ Gewicht ----------
3.) Sonden: Zufuhr/Ausfuhr ----------
4.) Spezielle Pläne und Formulare ----------
5.) Dienstübernahme/Dienstübergabe ----------

V. Maßnahmen zur Vorbereitung und Einleitung der künstlichen Beatmung

1.) Intubation, Instrumente, Material, Medi- kamente ----------
2.) Vorbereitung, Durchführung, Assistierung ----------
3.) Kontrolle der seitengleichen Belüftung ----------
4.) Tracheotomie ----------
5.) Instrumente (Sets) ----------
6.) Trachealkanülen, Vor- und Nachteile der Kanülenart ----------
7.) Pflege/Desinfektion/Sterilisation von Kanüle und Manschette ----------
8.) Streifen- und Fädenentfernung, Wundver- band/Wechsel, Trachealabstrich, Dekanülement ----------
9.) Anfeuchtung, Erwärmung, Filterung der Ein- atmungsluft ----------
10.) O_2-Therapie, Wandanschluß, Flaschen, Sprudler, Mischgeräte, O_2-Meßgeräte ----------

VI. Bedienung, Wartung, Desinfektion, Sterilisation verschiedener Beatmungsgeräte und des Zubehörs

1.) Forderungen an den Respirator ----------
2.) Verhalten der beiden spezifischen Geräte- typen bei veränderter Beatmungssituation ----------
3.) Volumen-zeitgesteuerte Geräte, z. B. Eng- ström-Respirator ----------
4.) Volumenkontrolle, Anfeuchtung ----------

Anlage 44: Praktische Prüfung, Stoffkatalog Intensivpflege und Wiederbelebung

  5.) Sterilisation/Desinfektion, periodische Überwachung, Wartung ----------

  6.) Funktionskontrolle vor Patienten-Anschluß
    Einstellung vor Patienten-Anschluß ----------

  7.) Flow-gesteuerte Geräte, z. B. Servo-Ventilator ----------

  8.) Druckgesteuerte Geräte, z. B. Bird, Bennett ----------

  9.) Desinfektion und Sterilisation ----------

  10.) Wartung und Funktionskontrolle ----------

VII. Die Durchführung der assistierten und kontrollierten Beatmung

  1.) Atemspende, Thoraxdruckmethode ----------

  2.) Maskenbeatmung, Atembeutel/Atembalg ----------

  3.) Beatmung über Tubus nasal-tracheal, Beatmung über Tracheostoma ----------

  4.) Beatmungsformen, kontrollierte Beatmung, assistierte Beatmung ----------

  5.) Intermittierende Überdruckbeatmung ----------

  6.) Positiv-negative Druckbeatmung ----------

  7.) Wechseldruckbeatmung ----------

  8.) Ausatmungswiderstand, endexpiratorischer Druck ----------

  9.) Inspiratorisches und expiratorisches Zeitverhältnis ----------

  10.) Beatmungstherapie ----------

  11.) Erkennung von Komplikationen ----------

  12.) Behebung von Komplikationen ----------

  13.) Leckkompensation bei

    a) deblockierter Kanülenmanschette ----------

    b) während des Absaugens (an volumen- und druckgesteuerten Geräten) ----------

  14.) Beatmung bei: Thoraxkontusionen, Rippenstück- und Rippenserienfrakturen, Spannungspneumothorax ----------

  15.) Beatmung bei Bauchoperationen ----------

VIII. Maßnahmen der Inhalationstherapie und Pneumonieprophylaxe

  1.) Inhalation, Geräte zur Erzeugung von: Dämpfen, Nebeln und Aerosolen ----------

  2.) Lagerung zur Sekretdrainage ----------

  3.) Absaugen, Geräte ----------

  4.) Sogstärke ----------

  5.) Absaugen durch die Trachealkanüle ----------

Anlage 44: Praktische Prüfung, Stoffkatalog Intensivpflege und Wiederbelebung

- 6.) Absaugen mit Leckkompensation ----------
- 7.) Gezieltes und schonendes Absaugen Mund/Nase/Rachen ----------
- 8.) Sterilität, Kontrolle der Sekretmenge (24-Std-Menge) ----------
- 9.) Blähen der Lungen ----------
- 10.) Bronchoskopie, Instrumentarium, Vorbereitung ----------
- 11.) Lagerung, Assistierung, Beatmung ----------
- 12.) Röntgenkontrolle bei geblähter Lunge ----------

IX. Maßnahmen zur Temperaturregulation und Kontrolle der Temperatur

- 1.) Vegetative Dämpfung und Temperaturregulation ----------
- 2.) Eisblasen, Frostoform und Alkoholkompressen/ Eiswasser ----------
- 3.) Ventilator, Kühlmatte, Kühlgeräte, (Magen/ Darm), Kühlung durch Klimatisierung ----------
- 4.) Wärmematte, Alufolie, Wärmflasche, Decken/ Kissen ----------
- 5.) Wattepackungen an Händen und Füßen, Handhabung von Thermometern ----------

X. Maßnahmen zur Ausleitung der künstlichen Beatmung und während der Rekonvaleszenz

- 1.) Absetzung der Relaxierung und Sedierung ----------
- 2.) Entwöhnung vom Beatmungsgerät ----------
- 3.) Mobilisation/Emboliprophylaxe ----------
- 4.) Dekanülierung, Gefahren der Stenose und der Aspiration ----------
- 5.) Psychische Führung, Rehabilitation ----------

XI. Injektion, Infusion, Transfusion in der Intensivtherapie

- 1.) Injektionen, Asepsis, richtige Technik (Aspiration) ----------
- 2.) Beschriftung der Spritzen/Registrierung ----------
- 3.) Gebräuchliche Medikamente ----------
- 4.) Automatische Spritzen - Infusionspumpen ----------
- 5.) Handhabung von Giften und Suchtmitteln ----------
- 6.) Infusionen, Lösungen, Hinweise für die Anwendung spezieller Lösungen ----------
- 7.) Berechnung der Einflußgeschwindigkeit, Gefahren, Beschriftung/Registrierung ----------

Anlage 44: Praktische Prüfung, Stoffkatalog Intensivpflege und Wiederbelebung

        8.) Transfusionen, Vollblut, Erythrozytenkonzentrate, gewaschene Erythrozyten, Kontrolle, Gefahren ----------

XII. **Diagnostische und therapeutische Punktionen**

        1.) Pleurapunktionen, Material/Asepsis ----------

        2.) Vorbereitung/Lagerung, Assistenz, Nachsorge ----------

        3.) Untersuchungsmaterial, Spülung (Rotandaspritze), Medikamenten-Instillation ----------

        4.) Pneumothorax-Punktion ----------

        5.) Lumbalpunktion ----------

        6.) Aszites-Punktion ----------

        7.) Weitere Punktionen, Herzbeutel, Gelenke, Knochenmarkpunktion ----------

        8.) Punktion von Venen und Arterien ----------

XIII. **Drainagen**

        1.) Einfache Wunddrainagen ohne Ableitung ----------

        2.) Vorbereitung und Assistenz beim Legen einer Sogdrainage ----------

        3.) Überwachung der Drainagenableitung und Sogstärke ----------

        4.) Wechseln der Sekretbehälter, Registrierung ----------

        5.) Handhabung beim Betten/Wiegen usw. ----------

XIV. **Kavakatheter**

        1.) Zugangswege ----------

        2.) Handhabung, Röntgenkontrolle der Lage ----------

        3.) Fortlaufende Pflege und Überwachung ----------

        4.) Gefahren und Komplikationen ----------

        5.) Entfernung des Kavakatheters ----------

XV. **Die Handhabung der Magensonde als diagnostisches und therapeutisches Hilfsmittel**

        1.) Einführung der Magensonde ----------

        2.) Kontrolle der Magensaftproduktion, Ersatz von Magensaftverlust ----------

        3.) Neutralisierung des Magensaftes, Sondennahrung ----------

        4.) Komplikationen/Gefahren ----------

        5.) Übergang zur oralen Nahrungszufuhr ----------

Anlage 44: Praktische Prüfung, Stoffkatalog Intensivpflege und Wiederbelebung

XVI. Der Blasenkatheter

    1.) Legen eines Blasenkatheters   ----------

    2.) Gefahren und Komplikationen   ----------

    3.) Blasenspülung/Instillation von Medikamenten   ----------

XVII. Hilfsmaßnahmen zur Regulierung der Darmtätigkeit

    1.) Darmrohr   ----------

    2.) Abführmaßnahmen   ----------

XVIII. Wiederbelebung:

Praktische Übungen der Maßnahmen an Phantomen und Geräten

    1.) Rettung, Lagerung, Blutstillung, Schienung   ----------

    2.) Freimachen und Freihalten der Atemwege   ----------

    3.) Beatmung ohne und mit Hilfsmitteln   ----------

    4.) Kardio-pulmonale Wiederbelebung ohne Hilfsmittel mit einem und zwei Helfern   ----------

    5.) Intubation von Erwachsenen und Kindern   ----------

    6.) Kardio-pulmonale Wiederbelebung mit Medikamenten, Infusionen und Geräten   ----------

    7.) Zusammensetzung und Handhabung eines Notfallkoffers   ----------

    8.) Bedienung und Handhabung automatischer Herzmassagegeräte   ----------

    9.) Orientierender Einsatz auf einem Notarztwagen   ----------

XIX. Durchführung der Pflege, Überwachung und Behandlung bei speziellen internistischen Grundkrankheiten

    1.) Spezielle apparative, medikamentöse und pflegerische Maßnahmen, Laboratoriumsuntersuchungen

        a) Herzinfarkt   ----------

        b) Diabetes mellitus   ----------

        c) Leberkoma   ----------

        d) Niereninsuffizienz   ----------

        e) Exogene Intoxikationen   ----------

XX. Durchführung der Pflege, Überwachung und Behandlung in der pädiatrischen Intensivmedizin

    1.) Medikamentöse Behandlung   ----------

    2.) Infusionstherapie   ----------

Anlage 44: Praktische Prüfung, Stoffkatalog Intensivpflege und Wiederbelebung

```
3.) Besonderheiten der Überwachung          -----------
4.) Allgemeine pflegerische Maßnahmen       -----------
5.) Pflegerisch-therapeutische Maßnahmen    -----------
6.) Diagnostische und therapeutische Geräte -----------
7.) Besondere Behandlungstechniken          -----------
```

Anlage 45

Benotung von Teilprüfungen

Name: ....

Vorname: .... Geb. Dat.: ....

.... Abschnitt ....

Datum der
Prüfung: ....

Benotet vom	Durchschnittspunktzahl der Teilprüfung:	
	Anaesthesie	Intensivpflege
Stellv. Vorsitzenden der Prüfungskommission:	....	....
Prüfer (Facharzt):	....	....
Prüfer (Fachschwester/ -pfleger):	....	....
Zensor:	....	....
Gesamtdurchschnitt:	_____	_____

................, den ....

....
Zensor

Anlage 46

Niederschrift über den Prüfungshergang

Prüfungskommission:
    Vorsitzender: ....
    Prüfer (Facharzt): ....
    Fachschwester/-pfleger: ....
    Zensor: ....

Zum 3. Prüfungsabschnitt:
    Vertreter der Behörde: ....

Gegenstand und Bewertung der Prüfungen: Punktzahl:
    1. Schriftlich-theoretisch:
        Teilprüfung a) Anaesthesie   ....
        Teilprüfung b) Intensivpflege   ....

    2. Praktisch:
        Teilprüfung a) Anaesthesie   ....
        Teilprüfung b) Intensivpflege   ....

    3. Mündlich-theoretisch
        Teilprüfung a) Anaesthesie   ....
        Teilprüfung b) Intensivpflege

    Durchschnittspunktzahl: ....

Bewertung: ....
Der/Die Kandidat/in hat an der Weiterbildung mit Erfolg
- ohne Erfolg - teilgenommen

Auflage:

                                     ...., den ....

....
Vertreter der Behörde   Stellv. Vorsitzender der
(als Vorsitzender)   Prüfungskommission

Anlage 47

Zeugnis

_____

Weiterbildung
Fachkrankenpflege

Anaesthesie
und
Intensivmedizin

Weiterbildungsstätte
(Ort)

Anlage 47: Zeugnis

Frau/Herr _____

geb. am: _____ in: _____

hat in der Zeit von: _____ bis: _____

in der/den
Weiterbildungsstätte(n): _____

_____

_____

an der Weiterbildung[+)] zur Fachschwester/zum Fachpfleger für
Anaesthesie und Intensivmedizin teilgenommen.

DIE ZULASSUNG ZUR ABSCHLUSSPRÜFUNG ERFOLGTE DURCH NACHWEIS DER
TEILNAHME VON:

    240 Stunden theoretischen Unterrichtes
    (50 % Anaesthesie - 50 % Intensivpflege und Wiederbelebung)
    mit 10 schriftlichen Testexamen

    640 Stunden praktischer Unterweisung
    (50 % Anaesthesie - 50 % Intensivpflege und Wiederbelebung)
    mit 30 mündlichen Testaten

    74 Wochen Praktikum
    (mindestens 37 Wochen Intensivpflege)

NACH VORLAGE VON:

    zwei Protokollen über jeweils eine Stunde theoretischen
    Unterrichtes

    einer mit Erfolg durchgeführten zweistündigen Klausur-
    arbeit

+) Die Weiterbildung wurde in Inhalt und Form gemäß den "Richtlinien
der Deutschen Gesellschaft für Anaesthesie und Wiederbelebung über
die Weiterbildung zur Fachschwester/zum Fachpfleger für Anaesthesie
und Intensivmedizin" vom 23.11.1972 durchgeführt.

Anlage 47: Zeugnis

Sie/Er hat im Rahmen der vorgeschriebenen Abschlußprüfung in der Weiterbildungsstätte _____

| folgende Leistungen erbracht: | Punktzahl |

1. Abschnitt: SCHRIFTLICHE THEORETISCHE PRÜFUNG
        Teilprüfung a) Anaesthesie   _____
        Teilprüfung b) Intensivpflege   _____

2. Abschnitt: PRAKTISCHE PRÜFUNG
        Teilprüfung a) Anaesthesie   _____
        Teilprüfung b) Intensivpflege   _____

3. Abschnitt: MÜNDLICHE THEORETISCHE PRÜFUNG
        Teilprüfung a) Anaesthesie   _____
        Teilprüfung b) Intensivpflege   _____

Durchschnitt   _____

Bewertung   _____

Hiermit wird bescheinigt, daß sie/er die Abschlußprüfung vor der Prüfungskommission der Weiterbildungsstätte bestanden und damit die Weiterbildung zur Fachschwester/zum Fachpfleger für Anaesthesie und Intensivmedizin mit Erfolg abgeschlossen hat.

_____, den _____

_____
Vertreter der Behörde (als Vorsitzender)

_____   _____
Prüfer (Facharzt)   Vertreter der Weiterb.-Stätte

_____   _____
Prüfer (Fachschwester/-pfleger)   Prüfer und Zensor

Sachverzeichnis

Abgrenzung von ärztlicher Tätigkeit 4
Abschluß der Weiterbildung 3, 9, 21, 83
Abschlußprüfung 7, 82, 88, 89, 160, 164, 165
Abschnitte der Abschlußprüfung 7, 89
Anerkennung der Weiterbildungsstätte 9, 11
Anforderungen, berufliche 20
Anmeldung zur Prüfung 7
– zur Weiterbildung 82
Arbeitsförderungsgesetz 20, 87, 101
Arbeitszeit, tarifliche 101
Aufgaben der Prüfungskommission 8
– der Weiterbildungskommission 6
Aufsichtsbehörde, staatliche 3, 7, 10, 89, 161, 166, 168

Beginn der Weiterbildung 101, 103
Benotung der Gesamtprüfung 8, 162, 167, 168
– der Teilprüfungen 7, 8, 160, 161, 162, 167
– der Testexamina 5, 159, 164
Berufsbegleitender Unterricht 3, 20
Berufsausbildung 3, 20
Berufsförderungsdienst 87
Besetzung der Prüfungskommission 8
Beurteilung im Tätigkeitsbereich 155
Bewerbung um eine Planstelle 87
Bildungsmaßnahme 20
Bundesangestelltentarif 20
Bundesanstalt 20
– für Arbeit 101

Durchführung der Prüfung 7, 159
– der Weiterbildung 2, 7, 101

Ermächtigung zur Weiterbildung 11, 86
Erfahrungen, praktische 2

Fachgesellschaft 6
Fachschwester 6
– für Anaesth. u. Intensivmedizin 6, 9
– für Innere Medizin u. Intensivmedizin 6, 9
– für Pädiatrie u. Intensivmedizin 6, 9
Fortbildung 20, 101
Form der Weiterbildung 3, 87
Förderung, individuelle 22
Förderungsfähigkeit, berufliche 20, 22, 82, 101, 159
Förderungsmittel 83

Gesamtprüfung 8, 89, 167
Geschäftsordnung der Weiterbildung 6
Grundausbildung 2

Inhalt der Weiterbildung 2, 4, 6

Kenntnisse, theoretische 2
Klausurarbeit 3, 88, 159, 164, 165
Krankheit 7, 101, 102, 103

Lehrplan, praktische Unterweisung Anaesthesie 5, 33, 63–70, 102
–, praktische Unterweisung Intensivpflege u. Wiederbelebung 71–79
–, theoret. Unterricht Anaesthesie 34–49
–, theoret. Unterricht Intensivmedizin und Wiederbelebung 50–62
Lehrgangsgebühren 20, 83
Leistung durch das Arbeitsamt 88
– der Förderung 22
Leistungsarten 20
Leistungsnachweise 8, 89, 104
Lernmittel 20, 21

Mitglieder der Prüfungskommission 6, 162
– der Weiterbildungskommission 6

Nachweise 3, 6, 124, 146, 165, 168

Planstelle 87
Praktikum 3, 4, 6, 7, 88, 102, 103, 124
Praktikumsnachweis 154
Praktische Unterweisung, Anaesthesie 5–10, 63–70, 101, 113–114
–, Intensivpflege und Wiederbelebung 5–10, 71–79, 101, 115–116
Protokollerklärung zum Bundesangestelltentarif 20
Prüfer 8, 166
Prüfung 7, 159
–, mündlich-theoretische 7, 161
–, praktische 7, 161
–, schriftlich-theoretische 7, 160
Prüfungsausschuß 7
Prüfungsbestimmungen 6

Sachverzeichnis

Prüfungsgebühren 83
Prüfungskommission 6, 7, 8, 9, 159, 161, 162, 166, 168
Prüfungsnote 7, 8, 65, 165
Prüfungsordnung 159, 162
Prüfungstermin 6, 8, 166
Prüfungszeugnis 162

Richtlinien der Weiterbildung 32

Soldatenversorgungsgesetz 87
Stoffkatalog 4, 6, 32
–, prakt. Unterweisung Anaesthesie 5, 33, 63–70, 102
–, prakt. Unterweisung Intensivpflege und Wiederbelebung 5, 33, 102
–, theoret. Unterricht Anaesthesie 4, 34–49
–, theoret. Unterricht Intensivmedizin und Wiederbelebung 4, 50–62
Stundenangebot 101, 103
Stundennachweise 7, 165
–, theoret. Unterricht 127–141
–, prakt. Unterweisung 144–151

Teilprüfungen 7, 89, 160, 161, 165, 167, 168
Testate 3, 88, 102, 117–118, 119–120, 164
Testat-Nachweis 152–153
Testexamen-Nachweis 142
Testexamina 3, 5, 32, 159, 165
Themen der Testate 5
– der Testexamina 5, 6
Theoretischer Unterricht, Anaesthesie 4, 32, 34–49
–, Intensivmedizin und Wiederbelebung 4, 32, 50–62
–, Lehrplan 32

Umschulung 20, 101
Unterhaltsgeld 20, 21
Unterricht, fachspezifischer 4
–, integrierter 3
–, theoretischer 3, 4, 32, 88, 101, 159, 164
Unterrichtsprotokolle 3, 88, 157, 162

Unterrichtstage 101
Unterweisung, praktische 3, 4, 32, 88, 101
Urlaub 7, 20, 101, 102, 103
Übergangsregelung 9

Verhinderung, dienstliche 101
Vollzeitunterricht 3, 20
Voraussetzungen für die Wiederholung 8
–, persönliche 20
– zur Zulassung 8
Vorsitzende der Prüfungskommission 8, 166, 188

Weiterbildung 2, 3
–, berufsbegleitende 21, 23, 87, 101, 104
–, fachliche 2, 4
– im Ausland 3
–, Vollzeit 20, 22, 82, 87, 103, 104
Weiterbildungsabschnitte 3, 82, 87
Weiterbildungsberechtigung 9, 11
–, teilweise 11
–, volle 11
Weiterbildungskapazität 9, 11, 102
Weiterbildungskommission 3, 6, 7, 32, 82, 86, 166
Weiterbildungsmaßnahme 21, 22, 23, 83
Weiterbildungsstätte 2, 3, 6, 7, 8, 9, 11, 21, 22, 23, 32, 82, 83, 89, 104, 166
Weiterbildungsordnung 2, 3, 7, 9, 10
Weiterbildungsrichtlinien 2, 3
Weiterbildungszeit 3, 7, 87, 101
Wiederholung der Gesamtprüfung 8, 89, 167, 168
– der Teilprüfungen 8, 89, 167, 168
Wiederholungsprüfungen 8, 168
–, Beurkundung 162
–, Zulassung 8
Wochennachweis 7, 165

Zeit, unterrichtsfreie 101
Zensor 8, 166
Zeugnis 160, 199
Ziel der Weiterbildung 3, 4, 32
Zulassung der Weiterbildungsstätte 2
– zur Prüfung 7, 8, 164, 167
Zulassungsvoraussetzungen zur Weiterbildung 2, 82, 87
Zusammensetzung der Weiterbildungskommission 6
Zuständigkeit für die Förderung 20, 82

G. Wolff · Die künstliche Beatmung auf Intensivstationen
Unter Mitarbeit von E. Grädel u. D. Gasser
67 Abbildungen, etwa 200 Seiten. 1975 (Reihe: Kliniktaschenbücher)
DM 19.80 ISBN 3-540-07085-0

Å. Wåhlin, L. Westermark, A. van der Vliet · Intensivpflege – Intensivtherapie
Deutsche Ausgabe übersetzt von H. Goerke.
Bearbeiter und Herausgeber: G. A. Neuhaus
69 Abbildungen. XV, 223 Seiten. 1972. DM 48.–
ISBN 3-540-05738-2
Einführung in die Praxis der Intensivpflege für Funktionsschwestern, Ärzte und Studenten. Darstellung eines in Skandinavien bewährten Modells.

Lehrbuch der Anaesthesiologie, Reanimation und Intensivtherapie
Herausgeber: R. Frey, W. Hügin, O. Mayrhofer. Unter Mitarbeit von H. Benzer
3. korrigierte und erweiterte Auflage. 409 Abbildungen. 1 Falttafel
XLV, 1072 Seiten. 1972. DM 168.–
ISBN 3-540-05868-0
Das vorliegende Werk ist die derzeit einzige umfassende Gesamtdarstellung der modernen Anaesthesiologie und Wiederbelebung einschließlich Intensivmedizin in deutscher Sprache.

H. Fass · Lehrbuch der Chirurgie für Unterricht und Praxis in der Krankenpflege
Unter Mitarbeit von C. Simon-Oppermann
2. neubearbeitete Auflage. 127 Abbildungen. XVIII, 441 Seiten. 1974
DM 38.–. Mengenpreis ab 10 Expl. DM 34.20
ISBN 3-540-79600-2 (bisher J. A. Barth: ISBN 3-7624-0261-1)
Übersichtliche und leicht verständliche Darstellung des Wesentlichen aus dem Gebiet der modernen Chirurgie. Der Unfallheilkunde wurde entsprechend ihrer Bedeutung ein eigenes Kapitel eingeräumt. Über 100 Abbildungen und ein Fachwörterverzeichnis ergänzen den Text. Für Schwesternschülerinnen ein Lehr- und Fortbildungsbuch, für unterrichtende Ärzte und Schwestern ein wertvoller Leitfaden.

Der operierte Kranke
Die Nachsorge in der Praxis
Herausgeber: H. E. Grewe, B. Sachsse. Mit einem Geleitwort von E. Derra
Zahlreiche Abbildungen und Tabellen
VII, 638 Seiten. 1969. DM 98.–
ISBN 3-540-79628-2 (bisher J. A. Barth: ISBN 3-7624-0062-8)

F. W. Ahnefeld · Sekunden entscheiden – Lebensrettende Sofortmaßnahmen
63 Abbildungen. VII, 84 Seiten. 1967. (Heidelberger Taschenbücher, 32. Band)
DM 12.80. ISBN 3-540-03873-6

Preisänderungen vorbehalten

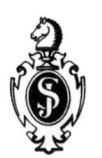

Springer-Verlag
Berlin Heidelberg New York

Schriftenreihe „Fachschwester – Fachpfleger" Anaesthesie und Intensivmedizin

Die Schriftenreihe beginnt mit Einzelbänden, die in ihrer Gesamtheit den Lehrstoff für die Weiterbildung zur Fachschwester und zum Fachpfleger umfassen. Der Inhalt dieser Bände ist festgelegt durch die verbindlichen, von der Deutschen Gesellschaft für Anaesthesie und Wiederbelebung genehmigten Lehrpläne und Stoffkataloge, die sowohl den theoretischen Unterricht als auch die praktische Unterweisung betreffen. Später erscheinen in der Schriftenreihe auch Bände, die der Fortbildung der Pflegekräfte dienen.

Weitere Bände:

Weiterbildung 2
Praktische Unterweisung
Intensivbehandlungsstation
Intensivpflege
67 Abb., etwa 160 S., DM 24.–
Erscheint Ende April 1975
Autoren: M. Halmágyi, Th. Valerius

Weiterbildung 3
Praktische Unterweisung
Intensivpflege: Injektion, Infusion, Transfusion, Punktion, Katheter, Drainage
Autoren: M. Halmágyi, Th. Valerius

Weiterbildung 4
Praktische Unterweisung
Intensivpflege: Beatmungsgeräte, Beatmung
Autoren: M. Halmágyi, Th. Valerius

Weiterbildung 5
Praktische Unterweisung
Intensivpflege: Überwachung, Inhalationstherapie
Autoren: M. Halmágyi, Th. Valerius

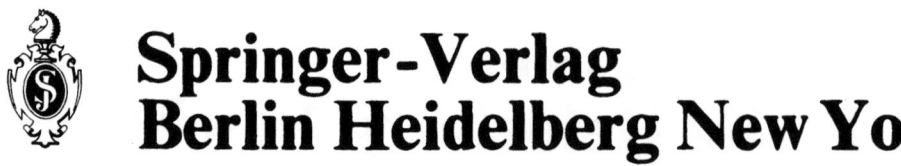

Springer-Verlag
Berlin Heidelberg New York

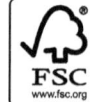

If you have any concerns about our products,
you can contact us on
ProductSafety@springernature.com

In case Publisher is established outside the EU,
the EU authorized representative is:
Springer Nature Customer Service Center GmbH
Europaplatz 3, 69115 Heidelberg, Germany

Printed by Libri Plureos GmbH
in Hamburg, Germany